16
最猛職人

16

最猛職人

我在人間與靈界對話 6

靈修訓體與瑜伽的精采對話

靈動、脈輪、炁感與亢達里尼
背後隱藏的共同祕密！

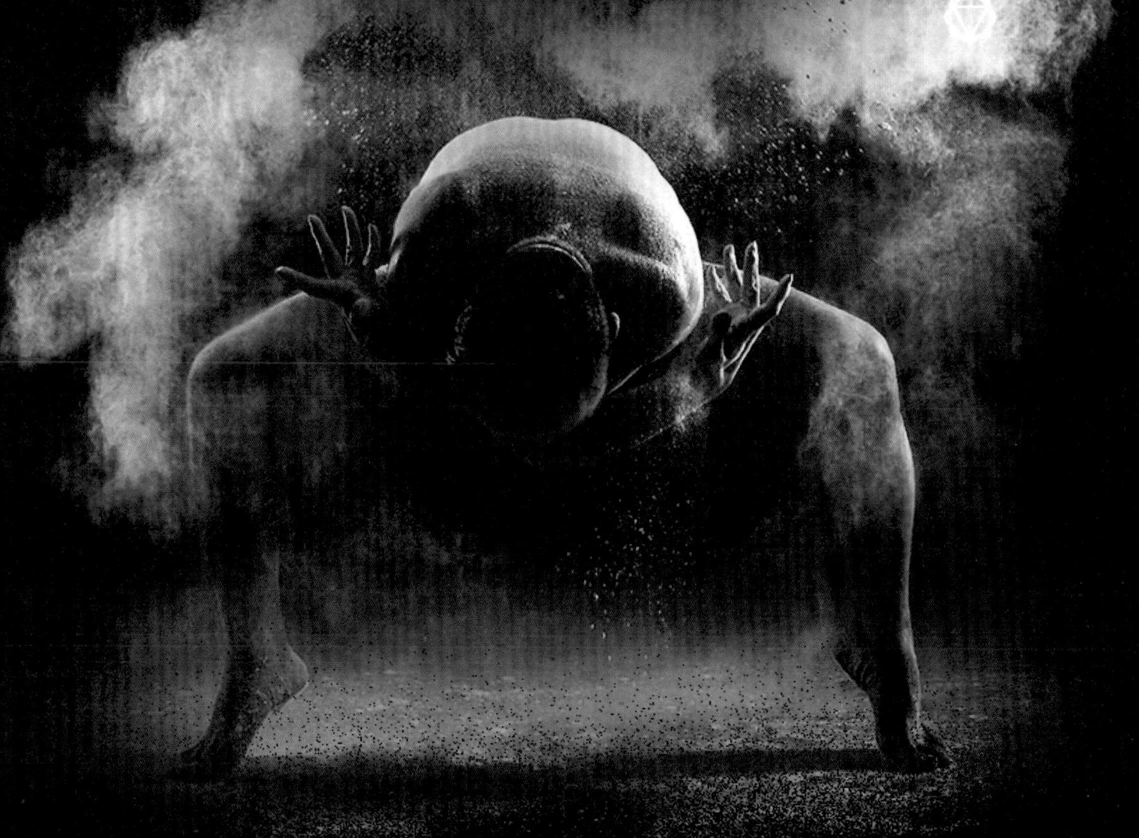

宇色／著

最猛職人16
靈修訓體與瑜伽的精采對話

作　　者　宇色（李振瑋）
攝　　影　陶世彬（陶囍商業影像）
　　　　　蕭育旻（WENYAstudio 攝影工作室）
特約美編　李緹瀅
特約編輯　王舒儀
主　　編　高煜婷
總 編 輯　林許文二

出　　版　柿子文化事業有限公司
地　　址　11677臺北市羅斯福路五段158號2樓
業務專線　（02）89314903#15
讀者專線　（02）89314903#9
傳　　真　（02）29319207
郵撥帳號　19822651柿子文化事業有限公司
投稿信箱　editor@persimmonbooks.com.tw
服務信箱　service@persimmonbooks.com.tw

業務行政　鄭淑娟、陳顯中

初版一刷　2017年11月
二版一刷　2019年9月
定　　價　新臺幣350元
I S B N　978-986-97680-5-4

歡迎走進柿子文化網 http://www.persimmonbooks.com.tw

～柿子在秋天火紅 文化在書中成熟～

國家圖書館出版品預行編目(CIP)資料

靈修訓體與瑜伽的精采對話／宇色 作.
--二版. --臺北市：柿子文化，2019.9
面；　公分. --（最猛職人；16）
ISBN 978-986-97680-5-4（平裝）
1.瑜伽 2.靈修

411.15　　108011382

讓生命力帶動生命力——一本有生命力的瑜伽書

個人從小過敏性鼻炎，中西醫都治不太好，後來在找資料的過程中，得知氣功可以改善這個毛病，因此花了不少時間與金錢學習多種的氣功。最後，達摩《易筋經》治好了我的過敏性鼻炎，乃發願推廣《易筋經》，推廣需要的知識，以免導人於盲，特地進修獲取自然醫學碩士。

此外，又由於《易筋經》號稱「中國式瑜伽」，因此在這過程中，我特別注意《易筋經》與瑜伽系統的參照，尤其是瑜伽整體身心哲學部分。

從這個觀點來看，宇色這本《靈修訓體與瑜伽的精采對話》非常具有特色。國內的瑜伽書，很多都不太強調體位法背後的整體身心哲學部分，只是臚列了一些動作並加以說明，體位的圖片很多，配上少許文字，就成書了，比較少觸及動作背後的整體身心靈意涵，而只停留在體位法階段，這對於瑜伽是一門整體身心靈學問來說，其實是非常可惜的。

而即使觸及了瑜伽背後的身心靈哲學部分，大部分書籍溯源的對象也不太相同，例如昆達里尼瑜伽（這是一個瑜伽派別，因為強調和一般「亢達里尼」瑜伽不同，是以取名為

「昆達里尼瑜伽」），是往錫克教溯源；西藏脈動瑜伽往西藏思想溯源……而宇色的《靈修訓體與瑜伽的精采對話》，則特地回到瑜伽源頭，往古印度的身心哲學邁進，無疑是真正正本清源的做法。

宇色的書，每每都有一個特色，就是不空談理論，而是結合他個人的生命經驗，這是很存在主義式的談法，是從他的身心靈經驗出發，因此對於讀者來說，常常在示範他如何過生活，如何經營生命。這可以給讀者很好的啟發——如何在紛雜的世界中，做自我統整，找到生命的位子；可以「讓生命力帶動生命力」。

二十一世紀三大流行病（癌症、愛滋病、憂鬱症），其中憂鬱症便是在價值觀多變的社會中，找不到生命主軸、找不到生命的位子，不知道為什麼要活在這世界中，無法「致中和而天地位、萬物育」而引起的。宇色這本《靈修訓體與瑜伽的精采對話》的另一個特色就是示範了如何自我統整生命，慢慢地用瑜伽的整體身心靈學問做為統整的主軸，他常常訴說過去的生活，然後讓過去的啟靈靈修、內觀、企劃工作等等和他現在練習或教授的瑜伽對話，最後做一個整合，沒有衝突的系統於是產生了，這也是本書很珍貴的一點，因為二十一世紀是資訊爆炸的時代，資訊透過不同的網路系統，四面八方襲來，如果沒有統整的功夫，很容易流於虛無主義，不容易貞定、肯定生命的價值，流於瑣碎，久而久之，就容易有精神疾病。

宇色常常示範這個統整的功夫，例如他和兩位友人去登吉力馬札羅山，他如何讓此登山的經驗和他以往的思想對話、融合，而互相增上，有主軸、有枝幹而成就一個整體的有機體；這個有機體又不是僵固的，它是會發展的，因此日後的新經驗還可以加進來對話，而更蓬勃燦爛。

宇色這本瑜伽書還有第三個特色，那就是一般瑜伽書最多談到脈論的情緒心靈意涵，而《靈修訓體與瑜伽的精采對話》不只有這個部分，還更加深入談到，如頁二〇七至二〇九中身體各部位的心理意涵——舉例來說：如果以頸椎為中心劃分左右，左半邊代表什麼心理意涵，右半邊代表了什麼心理意涵——這就比單純只有脈輪系統的說明來得更加實用且淺顯易懂。

除此之外，宇色在本文前的聲明也是非常重要的特色，也是一般瑜伽書沒有注意到的部分。

每個人的身體都十分獨特，也有各種不同的狀況，但是，坊間的瑜伽課程，卻多半是一個老師在前面帶領十幾個、二十個、甚至更多的學員操作、練習瑜伽動作，而只有偶而才會到某個學員旁邊，稍加指導一下動作的細節——然而，這其實是比較不適合的瑜伽教學和帶領模式。

每個人的體態不同，全用一套動作在前面口令式的帶領，很容易忽略了個人的獨特性，瑜伽有人練了有效用，有人練了沒效用，很大的原因就是在這個地方。一個骨盆前傾和一個骨盆後傾的學員，他們操作瑜伽的動作是不應該相同，忽略了這點，沒效用還算是不錯的後果，有時更可能因此引起副作用，報章雜誌上不時能看到練瑜伽造成傷害的新聞也是這個因素，這就顯出宇色書前聲明的重要了。

願世人從此書獲益。

——**廖俊裕**，南華大學生死學系主任

推薦序

瑜伽是「向內」的旅行

這是宇色內在的「朝聖之旅」，書中道出他在靈修道路上的點點滴滴，無私地與讀者分享這一路走來的心路歷程與領悟。

宇色二十多年不斷靈修，身體力行，走出「動靜在瑜伽中」的生命足跡，精實地過每一刻，不妄想非當下之事；藉由專注覺察自身的一舉一動，乃至情緒、思維，並不與認同，才能親近生命最真實的底蘊，自由自在。

書中提及許多瑜伽路上會遇到的問題，像是「這個體位法做不到怎麼辦？」「上課老師講英文都聽不懂，還要學嗎？」「怎麼知道眼前這位瑜伽老師是真正的瑜伽行者呢？」「拜日式一定要做一百零八下嗎？」「隨時隨地都可以練瑜伽嗎？」等諸多問題，宇色皆循循善誘，一一解答，引領讀者進入更深層的瑜伽世界。

此外，全書也多次引用許多靈修的經典文獻，展現了宇色的博學。他信手捻來，讓人在反思自己的瑜伽經驗之餘，也能再次揣摩經典所要傳達的深意。

《靈修訓體與瑜伽的精采對話》不同於坊間其他的瑜伽書籍，並不過於著墨體位法的教學，而是提醒讀者，練瑜伽是「向內」的旅行：不跟別人比較、不自毀譽、不盲目——是一趟明心見性、整頓身心的療癒之旅。

在此，慎重地推薦這本書給在靈修路上跌跌撞撞的我們！

——**劉粹倫**，紅桌文化社長、《一個瑜伽行者的自傳》譯者

推薦序

靈修、瑜伽、飲食，讓他活出全新的人生

宇色在《靈修訓體與瑜伽的精采對話》中分享了他自己靈修和瑜伽之路，並同時引用了許多《薄伽梵歌》和《瑜伽經》裡經典的哲學引述，巧妙地貫穿在生動的實例經驗中，當中有他個人實際學習瑜伽和教學的故事，蘊含著他如何從猛爆性肝炎的人生狀態，透過靈修、規律的瑜珈練習和飲食而有了蛻變的身心靈，進而活出全新的人生。

——Michelle Chu，《正念陰瑜伽》作者

Part 1
私我修行祕徑

Part 2 瑜伽隨堂後記

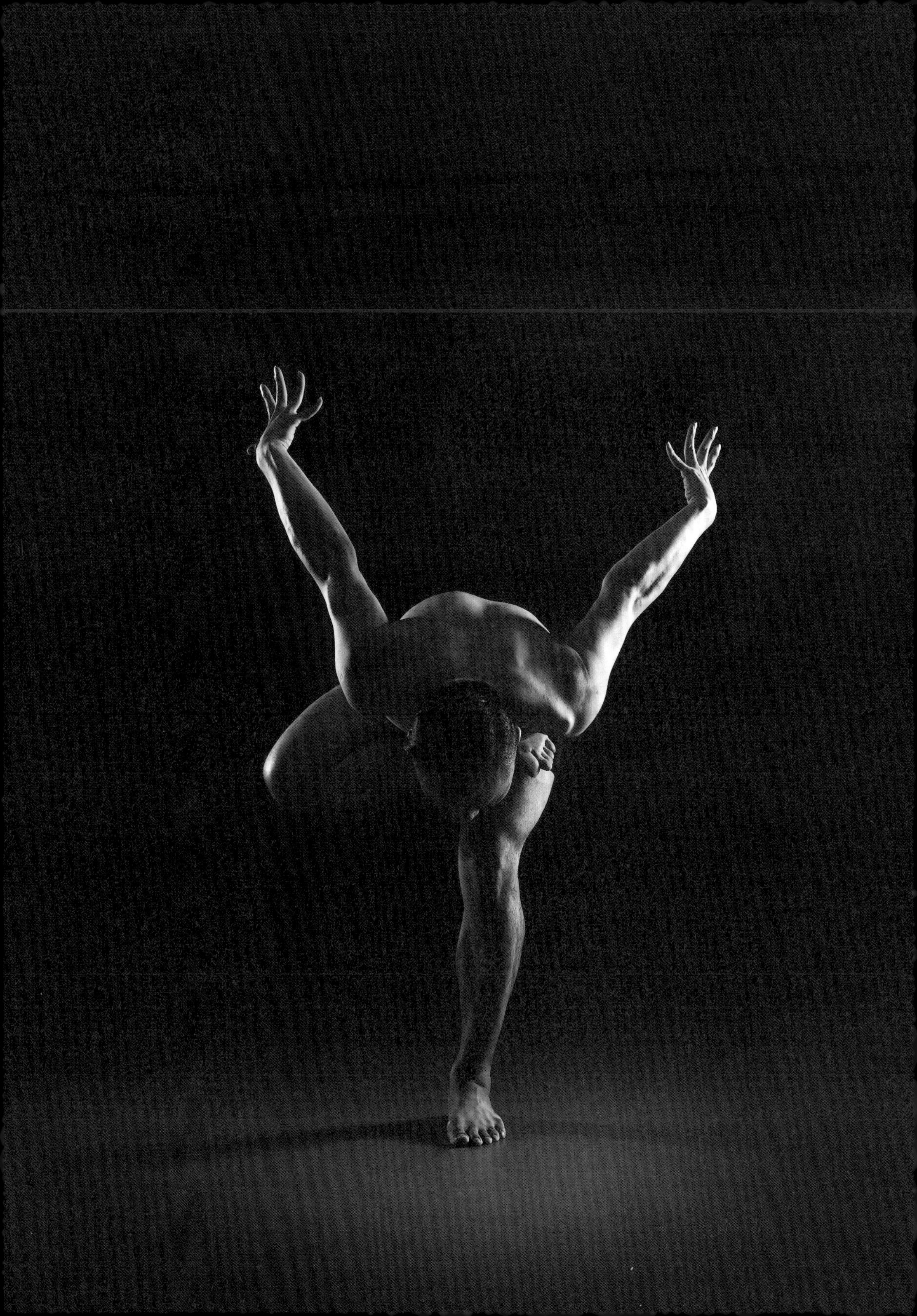

聲明——相關禁忌行為

我以真誠的心將過往瑜伽修練心得與你分享，除了描寫我遇到的真實瑜伽修練故事，也藉此讓更多人了解——瑜伽不應該列入運動。儘管在沒有意外的情況下，瑜伽是達到身心舒暢、走入合一的修練法，但我必須很嚴肅地提醒你：瑜伽並不適合按圖索驥、自行摸索。

如果你是瑜伽的愛好者，且不間斷學習瑜伽超過兩年，本書中你尚未接觸過的體位法，可在詢問過瑜伽專業教導者後，試著一步一步完成它們。假設你是瑜伽初學者，或尚未接觸過任何一堂正式的瑜伽課程，我不建議你自行嘗試書中任何一個體位法——不論它在你眼中是如何簡單。很不幸的，若你是剛好罹患嚴重的高血壓、心臟病，或是骨骼已有損傷的朋友，更加嚴禁自行摸索練習瑜伽體位法，就算已經在瑜伽課中獲得專業老師的教導，也不建議在家自行練習，這樣才能避免不必要的身體傷害——任何一本書中美好的經驗，都不應該隨意套用在自己身上，瑜伽也不例外。

序 靈動與瑜伽的神奇契合，你要將心帶往何處？

約二千二百年前，古印度聖哲巴丹闍黎（Patañjali）所著的《瑜伽經》（Yoga Sutras）中有一句警語：「瑜伽修行法是蓄意停止心意識自發活動的行為。」瑜伽是以「有意識」❶來控制意念與心緒，當我們進入瑜伽三摩地❷，便代表身心合一了。

「合一」的是我們的色身、意氣身（感受、情緒、普拉納等）及種子身（由靈魂與業力所組成），瑜伽讓人們以呼吸法❸收攝其身、其心、其意念，使心不用外放、不再為世間所苦而苦，而在剎那間進入三摩地。**我們不應該只為了柔軟而做瑜伽，而是為了進入三摩地而讓自己超越身體極限**。

十多年前，靈修選擇了我，我也因為靈修而走入瑜伽。走靈修之初，沒有任何人教導我該如何修，身邊所聽所聞常常都是些恐嚇：要辦事、帶天命……後來由於一些體驗，我決定傾聽心與身體的聲音——

我相信「色身即是吾師」。

實際上是這樣的，當初在沒有任何人教導的情況下，我的身體自發性地做出超乎我當時大腦意識的瑜伽動作，並在當下體認到：人體有一套自我療癒的能力。從那一刻起，我便以身體為師，順從它的流動，我在靜與動之間找到空隙，並得以平衡。之後，我漸漸在靈動時發現到炁感❹與瑜伽之間的中道。

體驗到身體先天有其自我療癒的自發體位法後，我開始研究古印度近三、四千年前的瑜伽，去認識它與我們的靈魂、轉世輪迴及人生課題的關連。

透過自身靈動經驗進入瑜伽世界的這十多年裡，我更透澈地認識到七脈輪（Chakra）、不同層級的呼吸法、亢達里尼（Kundalini）[5]、中脈、左脈和右脈[6]……也進一步發現到，臺灣靈修派靈動中自發性的靈動，竟然和擁有悠久歷史的印度瑜伽士（yogi）修練有那麼多的契合之處。

二〇一五年，我首次參加了國際性的希瓦南達瑜伽（Sivananda Yoga，一支傳承淵源流長的傳統瑜伽）導師班，長達一個月的茹素及每日四小時的瑜伽修練，再次觸發我體內一連串的靈動能量反應，從小修練瑜伽並教導瑜伽二、三十多年的印度老師普拉達・瑞迪（Prahlada Reddy）[7]對我說：「**你身上的能量是因為亢達里尼覺醒而出現的。**」

那一刻，我更加確定了，中國古代道家、宗教修練密法及瑜伽修練其實是系出同源，也更加意識到，並不是此次課程才使我體內的亢達里尼能量覺醒，而是在將近二十年前走入靈修時就開始了。

然而，在這本書當中，我想要探討的並不是中脈、七脈輪、亢達里尼能量。套一句瑞迪老師說過的話：「**亢達里尼能量覺醒是修練瑜伽的歷程，重要的是，你將帶這個力量去哪裡？**」

你將帶這個力量去哪裡？你將帶你的心往何處去呢？

閱讀本書時，請務必時時刻刻反思前述的兩個問題。

古印度瑜伽中的一個派別——哈達瑜伽（Hatha yoga，「哈達」便是身心合一之意），是陽性與陰性相融合一體的靈性瑜伽。哈達瑜伽認為，人們初離母體子宮後（陰性），會奔向世間外求一切物質能量（陽性），只是，隨著歲月流逝，當物質滿足了你之後，你的心也在外求的過程中逐漸喪失向內平衡的力量，而哈達瑜伽的最高目的，便是協助人們提升觀照力量，向內覺察自我，協調身體、心靈與環境的平衡。

《瑜伽經》說：「**將心緒傾向止息**（Yogas Chitta Vrtti Nirodah）。」白話一點說明，就是控制「心」那不停歇的作用。瑜伽以最粗糙的身體為路徑，進入我們的心靈，透過呼吸、體位法、專注，與大我的最高意識合一，直至進入「梵」——一個不爭不求的無為境界。「**你將帶這個力量去哪裡？**」這句話並不是指前進之意，而是指——**你將以何種心來面對未來的人生**。

二十年前，靈修開啟了我的修行之路，而今日，瑜伽為我帶來更棒的生活藝術；本書寫的是我與古印度瑜伽之間的戀情，分享更樸實的瑜伽美學、生命哲學，並且更貼近生活層面地與你分享——瑜伽如何改變了我的生命。

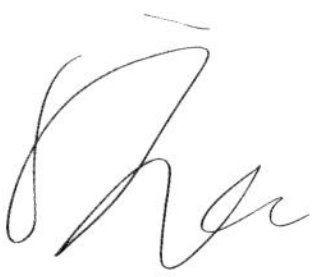

二〇一七年一月二十九日，臺中家中書房

❶ 意識分為有意識與無意識，聖哲巴丹闍黎所指的「心意識」，是較細微、一般人難察覺的有意識，例如憤怒、忌妒、搖擺不定、憂鬱、躁動、不信任……都是干擾我們走入寧靜的心意識，又例如快樂、興奮，也是心意識，修練瑜伽便是以更多有意識（呼吸法、體位法）察覺到較細緻的心意識，進而控制無意識層。

❷ Samādhi，一般人常聽到的三昧，也就是三摩定，意思是指專注某一個事物（所緣），讓心保持不混亂而安住之意。例如，在學習瑜伽時專注在呼吸上持續一段期間，心完全沒有雜念，便可以進入三摩地。在臺灣佛教中常聽到的禪定，也是指三摩定之意。

❸ 透過專注呼吸來練習專注是很常見的方式之一，瑜伽則是結合體位法專注在呼吸上，不因練習各式體位法而干擾心的平靜。

❹ 「炁」與「氣」同音，前者是指先天之氣，後者則為後天之氣，修練是為了提升無極先天之炁，此處所指的炁感是指感受到靈動、瑜伽時所產生的先天之炁。

❺ 又音譯為「昆達里尼」，梵文為「捲曲」之意。傳統印度瑜伽認為亢達里尼能量具有神祕生命力，孕藏在人體脊椎骨尾端底部。人必須經過精實苦修瑜伽後，才有機會使這股能量覺醒，再進一步修練促使亢達里尼途經中脈至頂輪，達到梵我合一之神祕境界。

❻ 印度瑜伽將左脈、右脈及中脈分別稱為艾達脈、平加拿脈及舒舒烏馬中脈。右脈為陽、左脈為陰，中脈則為無欲、無念的狀態，瑜伽基礎的體位法便是在疏通左右脈的暢通——即所謂的平衡。欲望、情緒太多，中脈不可能被啟動，左脈與右脈分別控制身體兩半邊，氣便是由左右脈傳送全身、維繫身體所需的能量，當氣走入中脈並上升至頂輪，便出現「超意識」。在一般情況下，氣無法到達中脈，唯有透過修練氣進入中脈，陽（ha）、陰（tha）才能結合為一。

❼ Prahlada Reddy從小跟隨斯旺米・威斯奴學習瑜伽，斯旺米・威斯奴是希瓦南達瑜伽創辦人——斯旺米・希瓦南達（Swami Sivananda）最近身的弟子之一。

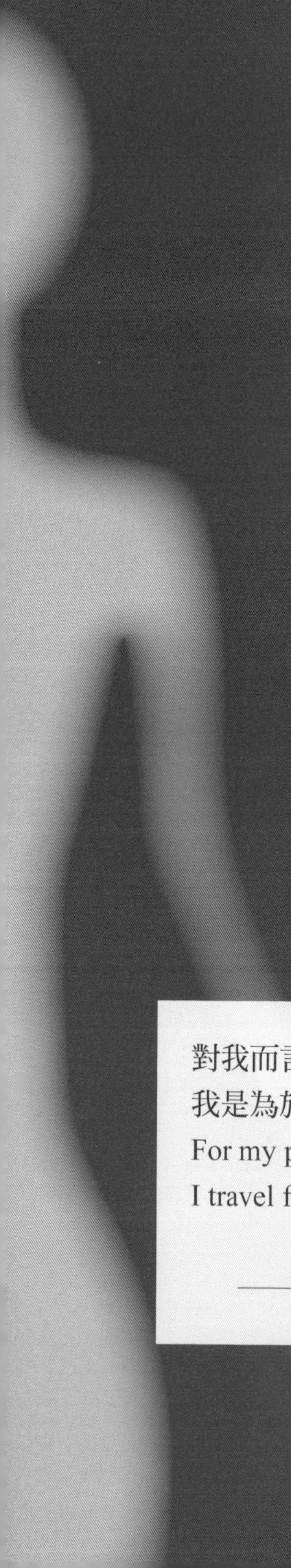

Part 1
私我修行祕徑

對我而言，旅行的重點不在於到過多少名勝，而是在於出發。
我是為旅行而旅行，前進就是最棒的事。

For my part, I travel not to go anywhere, but to go.
I travel for travel's sake. The great affair is to move.

——羅伯特・路易斯・史蒂文森（Robert Lewis Stevenson）

我們的人生，是由觀念所架構而成的，而無數個觀念構成點線面便是人生藍圖。我相信，冥冥之中有一雙手操控著我們的生命——不是真的有形如手掌的具體物品，而是一種無形力量。在不同的宗教當中，這無形之手各有其不同的稱呼，在西方宗教世界中，它叫做基督意識（Christ Consciousness）；在印度宗教中，它叫做梵；你也可以稱它為神性、真我……我並不是想討論這幾個名相之間的差異，而是要告訴你，每個人的內心中，都有這無形之手，它主宰著我們的命運。這裡的主宰並非掌控之意，而是指帶領——它會帶領我們走到屬於自己的、天生獨特的天命軌道（the way）。

人們若想透過它來完成此生的天命軌道，須先喚醒高層意識，回歸內心地對準它；唯有當你們之間的頻率對準時，它才能使你看見不一樣的人生。「喚醒高層意識」並非指要去哪裡做了什麼後才能達到某種次第，而是指捨下某些觀念、想法和作為後，意識便會自然而然地進入一種內在意識層，你無須多做什麼，只要了解什麼是多餘的心念。

《耶穌的四十七個故事》中有一段話：「唯有開放個人自我，迎向內在那個深刻的真理，體悟愛，明白萬物同源、人神本不分，才能徹悟真理。」「開放個人自我」指的是放下舊有觀念的包袱、你我錯對的成見，當你每天捨下一點、放下一點，便已開始在淨化內在、喚醒高層意識了。這的確是有一點困難，也得花些許時間練習，然而，一旦你開始做這一件事——不，是當你開始意識到這樣的態度時——無形的手便會出現，讓你走向富足且不再匱乏的天命。也唯有如此，你才能與內在的靈性更加契合，最後完成此生的人生課題。天命不是尋找而來，你丟下不必要的心，它就會出現。

1

無形之手帶來新契機
向內尋求挑戰外界的力量

人是由自己的信仰建構而成。
信仰崇拜什麼，他必成為什麼。

——《薄伽梵歌》❶（17.3）

信仰包含了崇拜的對象、喜愛的食物、祭祀、佈施和苦行。

——《薄伽梵歌》（17.4.7）

閱讀過「我在人間系列」❷書籍的朋友，一定不會對我的靈修之路感到陌生，但為了讓一些透過本書初次認識我的朋友更好理解，我會稍微簡述這段心路歷程。

我並不是從小浸淫在宗教世界，但家庭教育倒是很包容我所接觸的各式不同宗教，從一貫道、基督教、佛教、民間信仰，一直到現在的靈修。在這當中，靈修對我的影響最大，它教導我以更宏觀的態度尊重世界上所有的信仰與玄祕之事（信仰並不單指宗教）。

二十多年前，我無預警地經歷了一段神祕經驗。我的身體出現了不可控制的自發性行為——即臺灣民間信仰常出現的靈動。冥冥之中，我隱約窺知它所帶來的，並不只是不可控制的行為，也將影響我未來的人生，包含我所有的朋友，甚至當我更能以某種態度來駕馭它時，這股力量對我人生的影響便成了始料未及的強大。雖然當時的我並不了解該如何與這股力量共處，卻更加意識到——我必須學習要以何種觀念與態度來帶領這股神祕力量，而不是任由它左右我的人生。至今再回頭檢視，我很慶幸這樣的想法使我不致走偏太多。

這股靈動力量冥冥中一直伴隨著我，牽引我更加深入地走入神的世界，也因為它，我才能透過更多不同的觀點來看待宗教。靈動力量出現時往往伴隨著某種「感知」——我不想用聲音來形容它，這會讓某些人以為我幻聽；舉例來說，就好似你初次遇見心儀的對象，隱約中知道雖然從未與這個人接觸過，但他／她就是牽動了你內在的情欲，這個「牽動情欲的力量」就是超越言語的感知。記得某位朋友的家人罹患乳癌時，我的靈動感帶來的是一種平靜、平安的感知，我因此相信她將平安渡過危機，事實上也是如此。

因為靈修，我到過全國盛名遠播的宮廟，在這些靈山廟宇裡，有許多善男信女在虔誠膜拜，有些人在神明前大哭大叫，有些人起乩似的比劃出神明為人熟知的招牌動作，然而，站在一旁觀看的我卻沒有絲毫感覺，這時候，我的意識便會進入到某層思維中：「究竟是什麼緣故，這沒有神靈的場域竟能如此引動人的情緒？」我可以站在廟埕前許久，一直沉浸在思維中久久不能自拔。

啟靈後的種種親身經歷，聚沙成塔地建構成我對人生的態度，也讓我的思維模式與內在更加與眾不同，我也開始慢慢了解到：在人生道路上，我不只要先決定自己想過什麼樣的人生，同時，我也必須掃除那些阻礙「想過什麼樣人生」的念頭。

改變人生、命運最大的力量，往往不是用大腦思維梳理出來的「想做什麼」，那些經過理性判斷後的想法，已滲入太多不客觀、他人意見及世俗的標籤。**扭轉未來命運的力量，往往是在經歷人生低潮後淬鍊出的心境；而另一個足以扭轉業力最大的力量則是不可思議、神祕的經驗。**

經歷低潮而淬鍊出新的心境，是許多人都曾走過的路——不論它是以失婚、老年喪子、罹患重大疾病、中年失業或其他各種生命逆境出現。人在平順時若能累積良善、正信的態度，面臨生命中重大的轉捩點時，都可能因此引爆出改變未來的不可思議力量。至於玄祕不可思議的經歷，只能說是可遇不可求——如同二十多歲發生一連串自發性肢體動作，從此帶領我走出與他人完全不同的生命，這樣的契機也不是人人唾手可得的。正是這股力量影響我之後近二十年的人生，也是它讓更多人透過我的真實故事與經歷認識了靈修。

我相信，這股力量也將延續到未來。

奇妙的是，這兩種力量，我都在印度瑜伽修練中撞見了……

我的第一次瑜伽課是住家附近的救國團課程，班上的同學很多，大多都是上了年紀的上班族或一些爺爺、奶奶。當時年紀尚輕的我，因為學過跆拳道、歌仔戲，柔軟度還不錯，因此瑜伽老師所教的每一個動作，對我而言都不難——以一個新生來說，那些肢體動作我很快就上手、熟練了。

因為如此，與瑜伽的初次邂逅並未在我的生命中留下太多印記。原因並不是出在老師身上，而是我的觀念與態度——我只將瑜伽定位在健身、柔軟肢體和運動等層面，我的傲慢，讓我錯失了認識這個超過四千年歷史的世界遺產[3]的機會。

過了幾年之後，我在第二位瑜伽老師的鼓勵下報名了中華民國瑜伽協會師資班，雖然前後加起來只有兩個多月的時間，卻是相當辛苦的練習之路。每週一次，從早上九點到下午四點的課程中，面對的都是擁有逾二、三十年資歷的瑜伽老師。每一堂課程中，我的汗水都沒有停歇過，當時的我年近三十歲，已經失去了身體的柔軟優勢，每次操練體位法，內心都在不斷尋找能夠保持身心平衡的方法。

其中，一個非常深刻的經驗是這樣的：那一天課程中正在教導高難度瑜伽體位法**美人魚式** P28，那是一種躺在地上、雙腳交叉後彎的動作，目標是手能拉到後面的腿。對當時的我來說，美人魚式已經變成犯人刑求式啦！背、腰的劇痛已經瀕臨我所能承受的極限，就在此時，有一個念頭突然閃過我的腦海——愈向內克服，愈能挑戰外界的壓力。那道感知訊息相當有力量，緊簇著我的心，甚至從此徹底植入我的腦意識中。「愈向內克服，愈能挑戰外界的壓力」就是我所謂瑜伽帶來的「改變人生命運最大的力量」，當一個人不斷向內探求、不斷克服身體與心理帶來的磨難時，他必能承擔起外界事物的一切挑戰。

這道突如其來的念頭徹底改變了我的價值觀與做事態度，也讓我領悟了兩千五百年前老子的智慧：「不出戶，知天下；不窺牖，見天道。」人要看見生命的根本，才能夠具備認識世界的力量——也就是「洞見」，洞見是向內觀照、統攝身心而來。

美人魚式

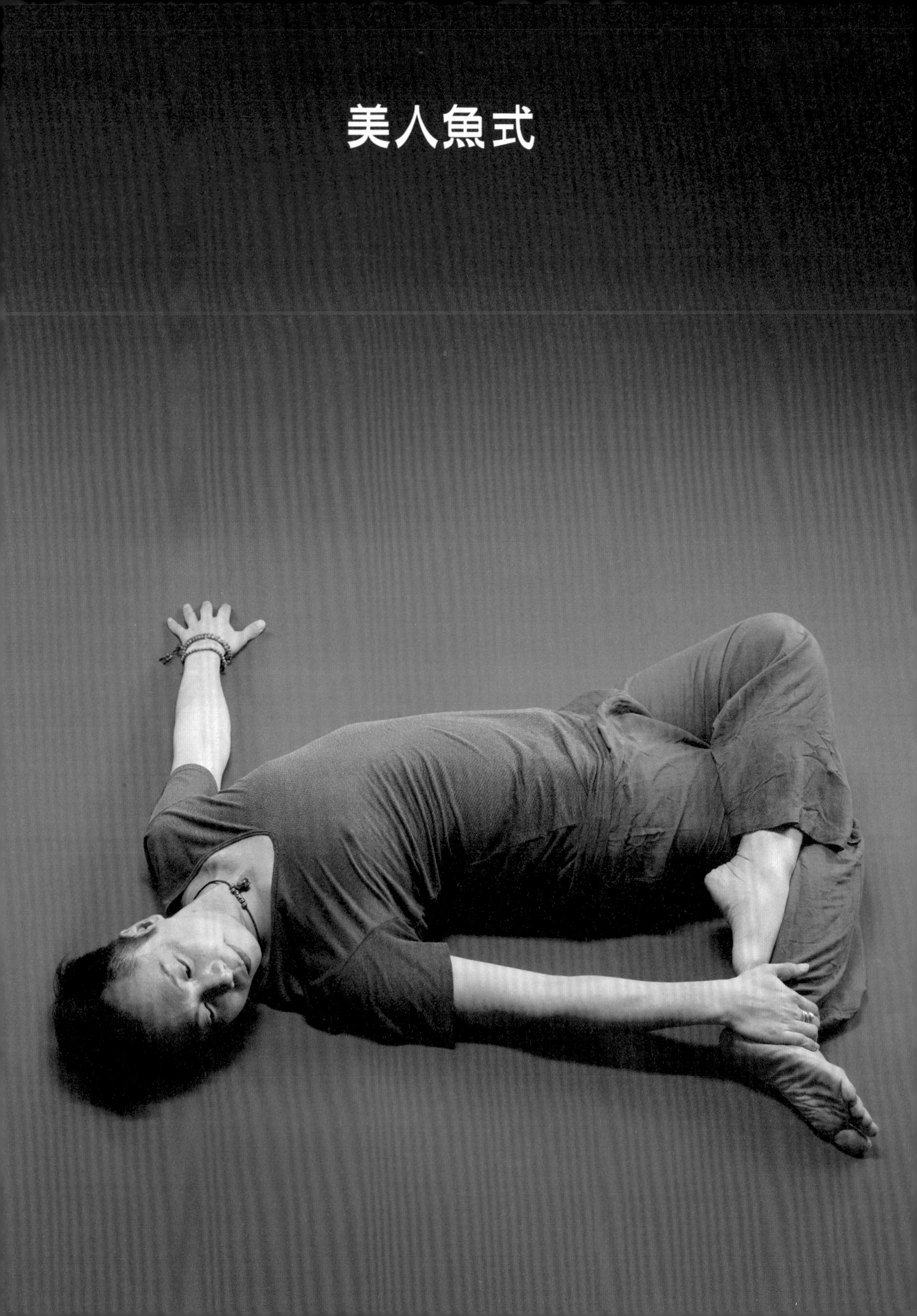

美人魚式屬於高難度體位法，完成此動作有助於完全扭轉腰椎、脊椎與頸椎，以及活化骨盆；搭配深層的腹式呼吸更能刺激平時難以按摩到的消化系統。由於此動作是將脊椎做深度扭轉，讓胸腔與腹腔得以完全開張，進行此動作前一小時必須禁食，才能讓腹部內有更多空間進行扭轉。

完成美人魚式首先要躺在地上兩手左右平伸，右腿跨過左膝，右腳板勾住左腿外側。做一次完整呼吸後，頭往右側轉，雙膝往左膝側倒，停留後再做一次深度呼吸，逐次地向後側延伸脊椎，再緩慢地拉到左腳板。停留約莫三至五個呼吸後，再換另一邊。

一整套的美人魚式必須搭配極高專注力與深層呼吸，並且在身心完全放鬆下才能進行。持之以恆地練習美人魚式後，身心靈會得到前所未有的洗滌與淨化。

要特別注意的是，脊椎與頸椎受傷過，或骨盆有職業性傷害者，若沒有瑜伽老師在一旁指導，不建議自行練習。

註：美人魚式在一般傳統體位法中並不常見，我是在中華民國瑜伽協會時學到這個體式，可能是當時老師自創的名稱和動作。

我報名中華民國瑜伽協會師資班的初心，是希望能夠在結訓後擔任瑜伽老師。可惜的是，在因緣尚未具足之下，結訓後的我並沒有任何進入瑜伽教學領域的契機。泰戈爾說：**「我無法選擇那個最好的，是那個最好的選擇了我。」**泰戈爾口中的無法選擇，並不是什麼事情都不做，相反的，**你必須努力做好一切的準備，剩下的，就交給天上安排吧！**這也像《牧羊人奇幻之旅》提到的一個概念：**「當一個人做了決定，就像跳進一股強勁的水流之中，水流將會帶他到做決定的最初也夢想不到的地方去。」**

那時候，我隱約感受到因緣不具足是因為少了某種力量，而我需要做的，就是學習瑜伽的精神——等待，等待一切最好的安排。沒想到，這段因緣一斷就是將近十年……

想要撞見那隻改變生命契機的無形之手得花上一點力氣，我不是指每天做幾百下伏地挺身或倒立一小時，而是指修行的基本。你必須向內觀照、挑戰身心臨界點，當你觸碰到那個臨界點時，無形之手就會出現。

也就是說，從一開始，一切都取決於你的態度。基於以上心得，在我所開設的瑜伽課程中，我不會太在意學員是否能把所有體位法做到絕對標準，反而會比較留心學員踏入教室後的態度——**是你的態度決定了你的命運，絕對不是上千種的瑜伽體位法。**

有一個來上瑜伽課的新生，在第一堂課程中的態度並不是太好，打坐時，坐姿傾斜不正、因為坐不住而常發出磨擦聲、做體位法時左顧右盼……課程尾聲，全部學員進入閉眼休息做**攤屍式**P32時，她甚至不斷提出一些不需要立即解決的問題，例如：為什麼要做這個動作？這有什麼好處？剛才做的某某動作對人體有什麼幫助？我的手應該放在哪裡？明顯打擾到其他學員的休息與課程的進度。

當她在課程中一直盯著其他學員看時，我會半開玩笑地問她：「妳的體位法在別人身上嗎？」「妳怎麼都不看我做，一直在看旁邊的人呢？」我並非在意她的體位法，反而是一直留心我自己的內心是否有因她的態度而升起不耐煩。

雖然她一直力捧我的課程與教學方式，信誓旦旦地說我的瑜伽教學改變了她的人生觀，甚至在課程進行中都會趁空檔抄寫下我講的每一句話，但我卻直覺地感受到，她的態度無法讓她在這一條路上走太久。

瑜伽老師其實可以從一個人的肢體語言、呼吸，來觀察學員未來在健康與運勢上的變化，果不其然，這位女學員在上了兩期八週的瑜伽課後，就沒有再出現了。我相信，她曾下定決心要好好修習瑜伽——她說過，她不想再放任自己五十歲後的人生，想要好好面對自己的健康、身體和未來；無奈的是，要在頃刻間扭轉累積一輩子的習氣，並沒有這麼容易。

《薄伽梵歌》中，奎師那（Krishna）曾對阿周那（Arjuna）說：「學瑜伽的人必須知道，不要太著重在苦的感覺，相反地，要用堅毅和不悲痛的心情來練習瑜伽。」有太多學習瑜伽、走身心靈修練的朋友，在身心開始受到一點點辛苦、不舒服時便在門口（臨界點）停滯，接著便掉頭離開瑜伽；不要著重在生命的苦，而是用毅力面對一切，奎師那所教導的就是進入生命臨界點窺見無形之手的心法。

攤屍式
Savasana

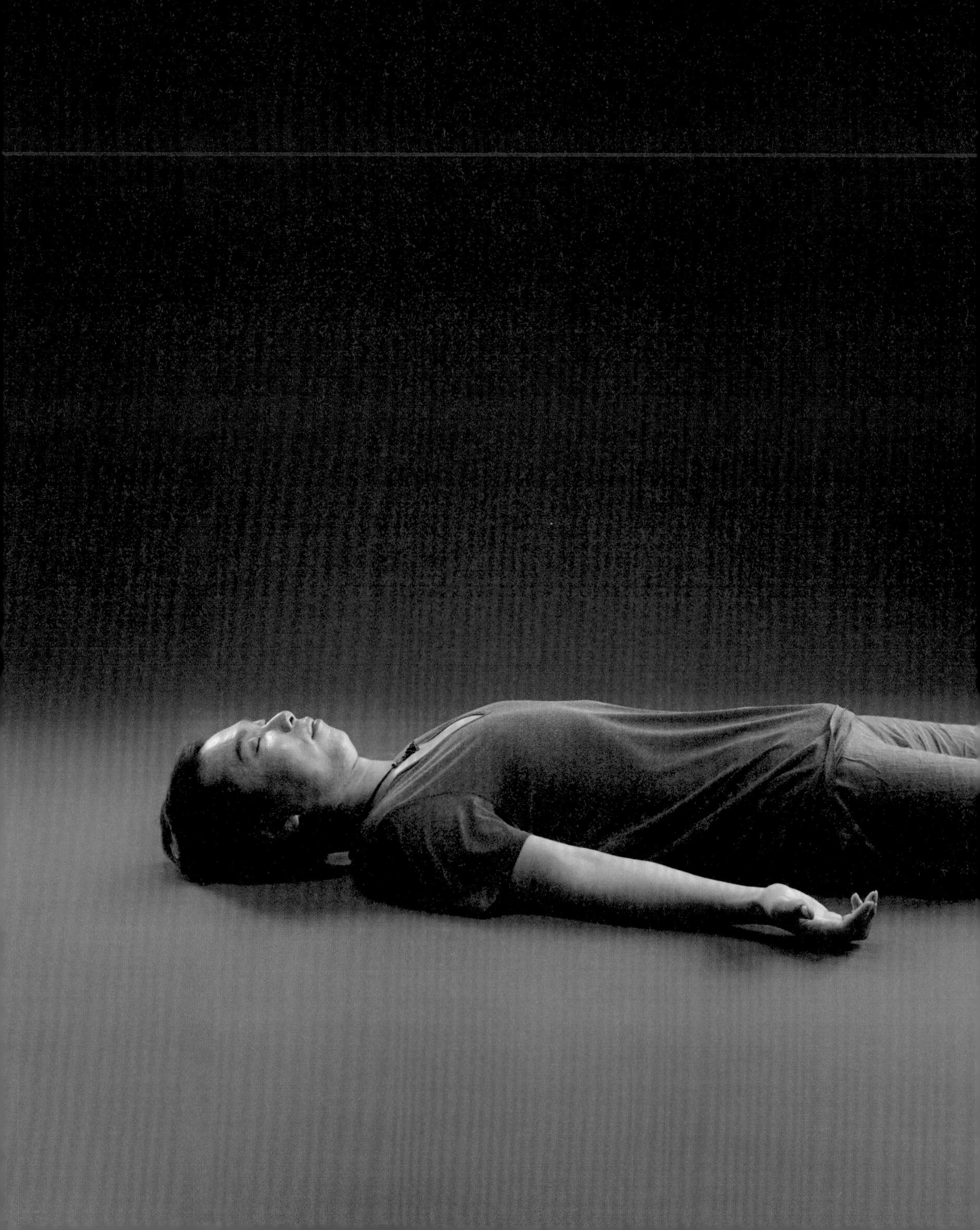

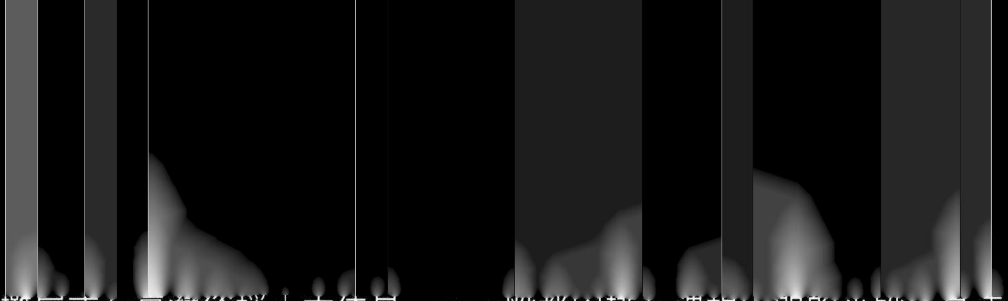

攤屍式在臺灣俗稱「大休息」，一般都安排在課程中間的小段休息或最後結束時，也是修練瑜伽體位法後最後的一個體位法。在課堂上，學員進入到攤屍式時，老師會加入冥想引導，幫助學員將意識融入身體，達到深層放鬆。練習體位法時會開啟人體內的脈輪與中脈，體內經絡與氣脈會因此開展，攤屍式就是用來平衡身體的能量。

攤屍式並非睡覺與休息，在瑜伽體位法當中，它算是較有內在修練的一種。它是從腳趾頭開始，細細觀察身體的整個架構，隨著你覺察到身體表面的遲滯、動感及放鬆，整個意識便會進入到明透、清澈的狀態。一般初學者或未能掌握精髓的人，往往會在觀察一小段時間後便酣然入睡，這就失去攤屍式的意義了。

現代人文明病甚多，過度緊張、注意力不集中、長期疲倦、對未來有莫名的恐懼等，透過攤屍式的練習，通常能夠逐一改善，得到有效的調整。只要能掌握好當中的技巧，攤屍式就能協助你提高專注力、緩解壓力、改善睡眠品質問題、疏通代謝與幫助血液循環，同時還有淨化心靈與避免文明病產生的效果。

基本上，每次練習最好控制在三到十分鐘左右。在瑜伽教室，瑜伽老師通常會在一旁引導，如果你想要自行練習或在睡前練習，最簡單的方式是：

1.先在練習的空間裡播放輕柔悅耳的音樂。
2.雙手掌心向上，離身體約兩個拳頭寬，雙腳與肩同寬，平躺後閉上雙眼，細細觀察呼吸，同時保持意識清醒（睡意過重時可微開眼皮，進入半清醒的狀態），如此便能清除積存在心頭上過多的雜念。
3.約莫五分鐘後，再做幾回深層腹式呼吸，將意識拉回現實。

切記，千萬不要一躺平就呼呼大睡，攤屍式並不是為了睡覺而做準備，意識保持在清醒與入睡間的狀態才足以消除疲勞與壓力。

好的瑜伽老師，不會光要你滿身大汗、把瑜伽當成減肥操，而是把重心擺在協助你去碰觸身心的臨界點，遇見每一個人生命中的無形之手。一旦撞見了無形之手，你的生命便會開始產生變化，此時，你的身心就會開始燃燒積存在念頭中的惡業。

《瑜伽經》有這麼一句話：「sa tu dīrghakāla nairantarya satkāra-ādara-āsevito dṛḍhabhūmiḥ。」意思是：你必須經過長時間的精進，並以十分虔誠不移的心遵從指示去做，才能達到堅實境地[4]。這裡的長時間並不是指時間的長短——時間在印度哲理中並不真實存在（在徹悟真理的當下，時間就不再存在），而是「精進不間斷」之意。再多再好的解脫理論，都必須靠不間斷的精進，在一步一腳印地自我印證及面對內心煎熬之後，才能夠真正深入你的心田。

將《瑜伽經》精神挪移到生活當中，就是在提醒我們，生活的精進不在於你選擇了什麼樣的生活方式，而是你是否精實地去過每一刻，不會去妄想非當下之事。有人想要成功，卻不願意努力學習；有人想要和某領域的專家一樣，卻不肯低下頭、下苦心，鎮天只會批評外界……到頭來，除了不滿之外，什麼也沒有得到。

我建議大家，當你想要做一件事時，不要對未來有過多的期待，正念的心是努力做好本分。就如同在練習瑜伽時千萬不要以某位老師、資深同學為目標，帶著比較心在學習瑜伽，只會讓不善的念頭進入你的筋、骨與血液，最終是阻礙你而無法帶來善果——只要真誠地面對自己一點、多自我要求一點，你就已經走在瑜伽的解脫之道了。

宇色瑜伽靈性哲思

◊要學習用何種觀念與態度來帶領神祕力量，而不是讓神祕力量左右人生。

◊先決定自己想過什麼樣的人生，同時掃除阻礙「想過什麼樣人生」的各種念頭。

◊愈向內克服，愈能挑戰外界的壓力。

◊我無法選擇那個最好的，是那個最好的選擇了我。

◊想要撞見無形之手（改變你生命的契機），得花上一點「力氣」。

◊好的瑜伽老師，不會光要你滿身大汗、把瑜伽當成減肥操，而是把重心擺在協助你去碰觸身心的臨界點，遇見你生命的無形之手。

◊改變人生、命運最大的力量，往往不是用大腦思維梳理出來的「想要做什麼」。

◊學瑜伽的人不要太著重在苦的感覺上，相反地，要用堅毅和不悲痛的心情來練習瑜伽。

❶《薄伽梵歌》出自於印度兩大史詩之一《摩訶婆羅多》中第六篇〈毗濕摩〉，主要是描述奎師那與阿周那在俱盧之野戰爭前七百多句的對話，透過這段神人之間的對話，讓世人了解自性、神我和意識的關係，全書共計十八章。學術界認為《薄伽梵歌》成書於公元前五世紀到公元前二世紀，關於《摩訶婆羅多》的成書有許多傳說，現今歷史學者認為此書非一人之著，有可能是當時雲遊僧侶口述流傳，再經編撰而成。我的印度瑜伽老師則深信《薄伽梵歌》是一套真實的歷史著作。

❷截至二〇一七年已出版五本書：《我在人間與靈界對話》、《我在人間的靈界事件簿》、《靈驗！我在人間看見拜拜背後的祕密》、《靈驗2・我在人間發現拜拜真正的力量》、《我在人間的靈修迷藏》。

❸「聯合國教科文組織政府間保護非物質文化遺產委員會」在二〇一六年十二月一日通過決議，將印度瑜伽列入《人類非物質文化遺產代表作名錄》，所以印度瑜伽現在已是「世界文化遺產」。

❹堅實境地是指深信不移、不動搖的心境，唯有持之以恆的練習，才能內化瑜伽的精神，進入它的世界。

2

專注在感知的行動

放下對結果的執念

《薄伽梵歌》在第三篇〈行為瑜伽〉中有一段話：「業是行為和多元的結果，瑜伽是在不同的業之中得到善果的方法。注意靈感、思想和感官，當思想、感覺與真實合而為一時，欲望就會自動消失，就如同海浪融入到大海之中。」

同樣的道理在第五篇〈棄絕行為的瑜伽〉也有提到：「履行職責但不執著，與梵天合而為一，就會像蓮葉不沾水一樣，不受惡報的影響了。」❶。這段是在教導世人，生活在這世間不可能沒有任何選擇與行動，重點並不在於做了什麼，而是什麼樣的心念在操控你「做」那件事情。

二〇一六年，我與一中心共同舉辦了一場新書導讀分享會❷，事後，這場講座的實況錄影剪輯成三十分鐘的精華版，在網路上分享，並獲得相當大的迴響。這段影片的最後，我問了講師一個問題：中國思維講求的是無為，西方吸引力法則講的是心想事成，一個要我們不妄為、不過分要求物質，另一個則背道而馳，這該如何解釋？

過沒幾天，一位旅居國外的作家，同時也是從事瑜伽、靈與氣的身心靈教學老師，透過出版社與我聯繫上。我們透過網路討論了一些問題，她表示，我在這段影片中提出的問題引起她的疑惑，想親自聽聽我的看法。

我的看法是，不論是中國的無為或西方的吸引力法則，都與印度瑜伽思維有一點點相近之處——人必須與天理合一地執行感知，該行動就必須行動，該停歇就必須懂得收攝。這道理看似簡單，其實背後有一股力量在支撐。當心念能夠時常練習到專注呼吸往內在運行，我們的感官會對外界干擾逐漸失去敏感，反過來強化對自身的感受覺知，這就是收攝的力量，收攝是練習瑜伽重要的關鍵。

瑜伽不是馬戲團特技演員，兩者最大的差別是，前者是將心放在自己身上，而後者是為取悅他人的心。

印度聖哲維杜拉（Vidura）說：「也許命運的力量很強大，但是人有自由意識，而宇宙主人的力量也會回應我們的願望。我們避免不了的是行動後的結果，而非行動本身。」[3]中國道家所謂的無為，亦不是什麼都不做，而是進入明心，順應宇宙天理、符合天時去執行它——「明心」，就是不憎不愛、不貪不戀的中道思維。

吸引力法則最源頭的思維來自於亞伯拉罕這位高靈[4]，心想事成並非執著在「想要」的念頭，它近似中庸之道，要你更細緻地去感受內心真正想要的是什麼——這個信念不能被物質世俗左右，更不是意圖改變外在的人事物。與這股靈知能量契合而發出念頭後，剩下的就交給宇宙來運作，你必須以無為的態度來等待結果。這兩者的背後，都有著相同的理論在支撐——沒有私欲，只有順應感知。

——《瑜伽經》

身與心的疾病與障礙都可以調服。

從事企劃工作的那些年，過著每天睡不到六小時的上班族生活，晚上還在朝陽科技大學進修二技，時間的極度壓縮與巨大的工作量，讓我長達一年多的時間——晚上一到教室先直接趴睡，就算課堂開始了，仍處在意識不清的狀況。後來，視力開始模糊、小便呈現紅茶色、糞便是不正常的青白色……一開始只以為是過於勞累的關係，直到接受了公司安排的定期健康檢查後，我才驚覺猛爆性肝炎早已悄悄上身，只是我自己不知道罷了。

檢查出猛爆性肝炎的第一時間，中國醫藥大學附設醫院的醫生強烈建議我必須長期休息，無奈的是，大量的工作仍在辦公室等著我，只能咬著牙繼續上班。又過了一陣子，我回去做進一步複診，沒想到病情已經嚴重到需要開立健保局給付貝樂克處方箋的程度了；然而，在沒日沒夜工作外加晚上拚命讀書的情況下，雖然服用了相當長時間的貝樂克，仍無法消滅佔滿肝臟的肝病毒（診斷書上的肝病毒指數高達三千萬，正常人的數值應該是零），肝指數GOT與GPT始終居高不下……

有幾度，我因為肝臟不適所引發的身體無力與疲憊，不得不請假回家補眠；有好幾次南來北往去各地開會時，坐在交通車上呈現昏睡狀態；甚至在醫院做定期複診時，常常累到在候診室睡著……那陣子，新聞媒體常常報導年輕人、科技新貴因過勞、爆肝而死亡的新聞，我夜晚獨自在家時，也常一個人面對著猛爆性肝炎所帶來的恐懼與不安，深刻地嗅到死亡所散發的氣息。

後來一次在醫院做抽血檢查時，護理人員因為動作過於粗魯，導致針管抽出時戳破表皮皮膚，血液瞬間大量噴出，讓我開始對每週固定的抽血檢查感到膽怯……那一刻，我體悟到一個影響我人生觀的哲理——當病痛與死亡來臨時，你只能一個人單獨面對。我的心告訴自己說：「只要不做愧對自己與他人之事，上天絕不會讓一個人走到絕境。」幾經考慮過後，我選擇留職停薪，暫時離開公司。

接下來的日子裡，我每天早晨準時到住家附近的公園散步、做瑜伽、靈動，晚上都在瑜伽體位法與靜坐中渡過，就這樣獨自一人與不知何時會惡化的身體相伴。後來，經過一些時日的思考，我發自內心地向使用過度的身體臣服了……

此時，一個感知再度降臨：「我一定要為生命做些什麼，我必須離開這一份工作。」然而，再過幾年我便能領到公司上市後的股票，理性思維發出這樣訊息：「再撐下去，領到錢再說……」

內心可愛的天使叫我離職，充滿銅臭味的惡魔卻一再「好心」提醒：「錢很重要，沒有錢，日子怎麼過？」有好幾度，惡魔的力量都遠遠凌駕感知的聲音！那時候，我走靈修已近十年，修練瑜伽亦有一段時間，我清楚地看見天使與惡魔在我內心不斷地出現，而我必須在拿肝臟換股票和兩袖清風之間做出一個明智的取捨。

一天，我無意間在網路上看見一篇文章中的一句話：「**別把一生心血精華賣給公司，卻留給家人一身破銅爛鐵。**」我相信這是上天指引給我的一個答案，不久，我遵從這道神諭，毅然決然地離開了最愛的企劃工作，以及再過幾年即將到手的股票（或許我在當時失去了近百萬的股票，卻換來更珍貴的健康；雖然離開了外人所稱羨的工作，但在這幾年間我開發了更多潛在能量、認識了更大的世界）。

貝樂克有一種藥性：不按時間服藥或常常忘記吃，便容易產生抗藥性。這樣的藥性讓我認清一件事情，要根治病情，只能選擇持續服用，斷斷續續、不按時服用，藥劑量只會愈來愈加重。一日，我到醫院拿藥包後，看了看背後載明「腹瀉、消化不良、噁心、嘔吐、疲倦、頭痛、頭暈、嗜睡、失眠」的副作用時，整個人陷入沉思：「**我能否相信自己有絕對的能力為身體負責？**」

隔天，繼辭職之後，我大膽地做了另一個重大決定，我不想再被未來那不知會繞行臺灣幾圈的藥包綁架了，在未經醫生同意之下，我將所有貝樂克塞進抽屜底層——那些藥包只會讓我每天都完全沉浸在「我是病人」的思維中。我明確地對自己說：「**我將為我自己的人生負責。**」[5]

過了一段時間，醫院來電進行病情聯繫與追蹤。了解我不再前去複診的決定後，院方懇切地提醒我：「每個人一生中，只有一次機會服用健保給付的貝樂克，若自行中止療程，日後再需要貝樂克療程時，必須自行給付所有費用。」在電話另一頭的我，有一個強烈的念頭升上心頭：做你認為對的事，你只需負起一切決定後的責任❻。

在承諾一切行為自負並掛上電話後，我突然大大鬆了口氣，喜悅的能量流向心頭——我與那晚處在瑜伽冥想中的感知真正地合一了，超越公司上市後的股票誘惑、戰勝未來的不確定性，無來由地喜悅雀躍。

《薄伽梵歌》2.47有這麼一句話：「你有權行動，但沒有權利過問其結果（不要執著結果好壞）。不要設定行動的結果做為你行動的動機，更不要執著於非行動❼。」第二篇中還有一句話教導後人：平靜地履行你的職責，拋開對成敗的執著，這種平靜、不執著結果的信念，就稱為瑜伽。

想得到身心的穩定，你的態度一定要做出符合宇宙運行的條件，想得到平靜的人生，你一定要做出神明會開心的事。之後的生活，我努力讓自己更加符合修行人的條件，而身體便是我最好的老師，只要留意到身體發出疲憊的訊息，不管手邊的工作有多繁忙都會立馬放下；此外，我也要求自己在晚上十一點前躺平。我不吃藥，每天都要求自己做瑜伽體位法、訓體靈動、大量閱讀書籍，減少大魚大肉、油炸食品、零食等等，讓生活全然處於一種心靈放鬆的狀態——我讓我每一天都處在瑜伽能量場當中（「瑜伽」一詞本身，就是身心靈合一的意思）。

深入身體才能銜接宇宙能量

話說回來，我身體從小就不是非常健康，尤其是腸胃及腰部。國、高中時期，我的腰部在沒做運動的情況下，就常會抽筋、扭傷、拉傷，老是痛到彎著腰到醫院打肌肉鬆弛劑，次數多到我不得不信，這腰部的毛病絕非偶然。然而，在我開始接觸靈修、瑜伽後，腰疼的情況就神奇地不再出現了，後期，我深入研究心理學與身心靈領域後才發現，腰疼只是表面症狀，其實還連動了包含肝、胃等在內的疾病——腰位於身軀的中段位置，能連結身體上、下部的能量，同時也能調節、平衡物質與靈性的能量。

後期修練瑜伽的過程中，我發現瑜伽的八支功法——持戒、精進、穩固體位法、呼吸調息法、內斂攝心、專一、冥想與三摩地——所追求的身心整體性、身體與宇宙一致性，不能抽出來個別做討論。就如同佛陀教導解脫苦達到圓滿涅槃的八支正道——正見、正思惟、正語、正業、正命、正精進、正念、正定，缺少任何一正道，都不能走向真正的離苦得樂。現今瑜伽大都強調體位法的健美、柔軟與超高技巧性，但過度強化體位法的健美與超高難度的動作，反而強化了心理傲慢與物質的能量，現今對瑜伽的風靡狂熱到帶動起一股追逐瑜伽品牌、瑜伽名師、瑜伽派別的熱潮，便是過於強化體位法而忽略了其他功法的意涵。瑜伽的原文yoga，有「服從」、「合一」之意，要聯合八支功法探索身體的奧祕，才能夠進入宇宙意識，調整身體失衡的能量。

有好幾年的時間，我的生活完全進入靈修世界，一週有好幾天都在靈動、訓體，假日則到全國各仙山廟宇會靈。每一次在不同無極界神祇前靈動、訓體，雖然動作不盡相同，但初期都有一個共同核心主軸：強化腰部靈動度，以及煉炁入肝胃。有一次在古坑地母廟❽廣場前訓體，雙手停在頭頂處持續打出朵朵蓮花印，一股強大能量從天空降下，直灌頭頂進入體內，蓮花手印再將此能量分流接往腹部、肝、胃等處……結束那一次不可思議的經驗，之後連續幾年間的訓體時都能接引一股無形能量灌入體內；我相信，後期肝與腰的老毛病從此不再復發，必定與靈動時連結到的能量有著密切關係，我也更加肯定，只要一個人能夠轉換元神意識進行靈動，必會有不可思議的神祕之事發生。

有人問拉瑪那・馬哈希（Ramana Maharshi）❾：「我能夠理解人一生的大事（例如他的國家、國籍、家庭、事業或職業、婚姻、死亡等等），都是由他的『業』所前定❿，但他人生所有的細節——甚至最細微的事情——都是前定的嗎？」

拉瑪那・馬哈希如此回答：「當然。無論身體要做什麼，無論它會有何遭遇，在它來到世上時就有定數了。」

那個人接著又提問說：「那麼，人因為有自由而必須為自己的行為負責，這又該怎麼解釋？」

拉瑪那・馬哈希說：「人唯一能有的自由是努力求『智』，不把身體當做自己。身體無可避免要承受『此生業報』所帶來的結果，但人有自由做出決定，是要把身體認

做自己而執著於身體行為所產生的結果，或是要從身體抽離，只是做為身體活動的旁觀者。」⓫

當時，我完全遵行瑜伽的虔誠精神——全然投入到對神的感恩當中。當然，我將對象轉化成我的信仰神——無極瑤池金母。每晚睡前，我會感恩這場突如其來的意外，讓我看見身體的問題，假若沒有它的出現，我對生命的態度不會有如此一百八十度的大轉變，身體也因為這一場重大疾病而步上了軌道——雖然放棄了原本可能得到的大筆財富、離開穩定的工作。人世間本就要懂得取捨，而人生的每次轉折，都是在提醒我們踩一下剎車，調整一下自己的人生觀。

從專一獲得唯一的力量，去消除過多的雜念

我將猛爆性肝炎的標籤從身上撕掉，腦子裡只單純地想著「健康的生活態度」，就這樣專注在這個念頭上。一陣時日之後，我再次回到醫院複診，結果，在完全沒有服用貝樂克的情況之下，GOP、GPT全都降到最漂亮的數字；過了一年左右再複診，奇蹟降臨，抗體奇妙地消失了！這代表我不再具有傳染性，雖然這個身體還是個「肝炎帶原者」，但我很感恩，因為它時時刻刻提醒我保持健康規律的生活態度。

想要獲得全然感知的無形力量，首先必須摧毀、撕掉有形的世俗標籤。人在一生當

中，有太多時候都受限於別人的評語、要求、想法，這些標籤背後所代表的本質是安全、舒適、團體性；當你嘗試撕掉這些標籤，就代表了非融入、不合群、疏離、不安全。長久以來，我們已在潛移默化中被悄悄植入所有的標籤，而我當時做的決定，就是撕掉「罹患猛爆性肝炎必須一直服藥」的標籤，以瑜伽合一的精神與態度取代撕掉標籤後的生活。

《一個瑜伽行者的自傳》中有一句話：「身體不好，會阻礙進入深禪定。印度經典教導人的首要職責，是維持身體健康，否則心靈就無法虔誠專注。一個強力的心靈，可以超越肉體的軟弱，達到悟境。許多聖人無視病痛，尋找到上帝，像阿西西的聖方濟（St. Francis of assisi）[12]也是疾病纏身，但仍然能治療他人，甚至將死人救活。」身體健康也是瑜伽行者的基礎，對強化心靈的力量來說更是首要。

順應感知而展開行動時，你不能帶著預期的結果來執行，我並不是因為「想要獲得健康」而不吃藥，當時的我只是純然地順應那一份感知力量。在《薄伽梵歌》中有一段話：「如果不刻意執著追求行動後的結果，當你決定做一件事時，當下內心必定是平靜的，只有不帶私欲的行動，才會產生專注的智慧。」無明（無知），是指以過去的煩惱看待眼前世界的一切，使得思緒被煩惱覆蓋，而做出愚鈍的行為與心念，心便帶著無限的欲望追求短暫安逸。其實每個人都有過類似的感知經驗，只是你不敢、不願親進[13]感知的力量——當你真正進入感知一次，就會知道自己真正想要的是什麼，心也會更有力量為未來做出明確的選擇。

宇色瑜伽靈性哲思

◊當思想、感覺與真實合而為一時，欲望就會自動消失。

◊與靈知能量契合而發出念頭後，剩下的就交給宇宙來運作，你必須以無為的態度來等待結果。

◊只要不做愧對自己與他人之事，上天絕不會讓一個人走到絕境。

◊想得到身心的穩定，你的態度一定要做出符合宇宙運行的條件，想得到平靜的人生，你一定要做出神明會開心的事。

◊過度強化體位法的健美與超高難度的動作，反而會強化了心理傲慢與物質的能量。

◊想要獲得全然感知的無形力量，首先必須摧毀、撕掉有形的世俗標籤。

◊只有不帶私欲的行動，才會產生專注的智慧。

◊當你真正進入感知一次，就會知道自己真正想要的是什麼，心也會更有力量為未來做出明確的選擇。

❶ 此段內容引用自我在二〇一五年希瓦南達瑜伽導師班的講義內容。

❷ 為宣傳《莎拉的白魔法》第一到三集所舉辦，活動名稱為「邁向二〇一七年特邀講座——夢想成真魔法術」，可上youtube搜尋「夢想成真魔法術——這才是真正吸引力法則，祕密沒有說出來祕密」。

❸ 引用自商周出版的《印度智慧書》。

❹ 風行臺灣一時的《祕密》，思想源頭來自於希克斯夫婦所連接到的亞伯拉罕，如想更深入了解吸引力法則，可閱讀《莎拉的白魔法》更進一步了解這位聖靈的思路。

❺ 我不具有醫療背景，這完全是我當時的心境與決定。

❻ 以上僅是我個人追求與內在合一的經歷，讀者切勿效法，生病時務必遵循與配合院方的診斷及醫療。

❼ 《瑜伽經》中常用暗喻引導人們去省思，這段話最後的「非行動」指的是：不要執著於不能做的行為，例如有人說運動很重要，你覺得必須運動，卻因為一些因素做不到，所以一直罣礙著無法運動會對身體帶來負面影響——一直存有這樣的念頭，便是一種執著。《瑜伽經》教導人們，只要順心去做，就算沒有任何行動，就是一種行動。

❽ 古坑地母廟為靈修人必定會朝拜的廟宇，供奉虛空地母大天尊，為靈修五母之一。

❾ 拉瑪那在十六歲那年（一八九六年）永久消解掉他的個體自我感，此事件在日後被他稱為「開悟（akrama mukti）」。開悟六週後，拉瑪那離家前往蒂魯瓦納馬萊的聖炬山，之後，終其一生未曾下過山。

❿ 指前世註定好的事情。

⓫ 摘自《走向靜默，如你本來》，橡實文化。

⓬ 動物、商人、天主教教會運動、美國舊金山市及自然環境的守護聖人，也是方濟各會的創辦者。

⓭ 「親進」指合一、信任。

3

跳脫生命桎梏
順應己身的感知力量

梵天說：「物質能量驅動下的所有活動是循環式的。物質三重屬性是物質能量的中心。若說人的心念像戰車，那麼他的身驅便是車輪……」[1]人生除了不斷地重複生活外，又能做什麼呢？

從中華民國瑜伽師資班結訓後，工作繁忙再加上當時讀朝陽科技大學二技部，簡直是蠟燭兩頭燒，我不得已中斷了瑜伽及所有的靈修修行。那段期間，我的生命失去了光亮，時間被無止境的工作、讀書所侵佔，再加上避免不了的交際應酬……每天我都可以感受到自己的生命正在一點一滴流失中。雖然我的物質生活、工作條件某部分來說令人稱羨，卻大大違背了我內心的聲音。

「什麼才是你要的生活？」

「什麼又是別人希望你達到的生活目標？」

這兩股心聲或多或少都曾在你我心中出現過，只是我們早已習慣忽略它們的存在。

給你一個足以體會我當時內心世界的畫面：有一個演員在臺上扮演著某個角色，四周的人忘情地看著他的精湛演出，因他的「演技」觸動了內心，然而此時此刻，他卻感受到自己的心境與角色之間的差距——舞臺上的他與內心的他根本是不同的人。這不只是我當年的感受，大部分走在靈性或瑜伽修行的人，或許也都曾萌生過這樣的感知，而當我們沒有足夠的定力，就很容易迷失在世俗的追逐遊戲當中。

「總是要做點什麼吧！」每當生命陷入膠著狀態時，我便會萌生這個念頭。印度瑜伽大師斯瓦米韋達・帕若堤（Swami Veda Bharati）曾說：「哈達瑜伽是在征服身體。每個人都想去征服外界的世界，而世界上最大的征服是自我征服。對一般人而言，自我征服要由征服身體開始，只有極少數的人能夠先征服自己的心，從而征服自身，……你要做身體的主，改變它某些習慣。」②

我曾遠赴屏東滿州，到原住民部落做背包客志工、到南傳佛教參加雨安居、內觀中心十日閉關禁語、學習瑜伽、塔羅牌，或者是就讀研究所……在別人眼中，這些都是一些不同tone調的選擇，並不在我原本的人生計劃中——說到底，就是想打破慣性行為與生活，試圖拉大原本的生活框架。

還記得先前提到的「無形的手」嗎？不管你是不是有做選擇，其實都仍然在「無形的手」的掌控內，重點是，你必須放開原本的束縛與外在標籤。**我相信人生確實有一定的侷限與定數，遺憾的是，人往往活得比這個定數更狹隘……**

離開職場幾年後，我再度投入瑜伽的懷抱中。這次，我一口氣報名了住家附近社區大學兩位老師的瑜伽課程，兩位男女瑜伽老師的教學風格迥然不同：

女老師是臺灣典型的瑜伽老師，上了年紀的她教學風格重視安全性、理論，從養生、經絡切入瑜伽，用一個半小時的時間講解體位法與養生觀念，實際帶領體位法的時間則不到半小時；每次上課都要說上一長串觀點、理論，這樣細心的教學態度為的是避免學員在練習時受傷。男老師則將多年的舞蹈基礎結合瑜伽，一堂課下來，瑜伽墊都溼了一大半，他的教學風格與坊間瑜伽會館的特質一樣——讓你滿身大汗的走出教室。面對兩位老師迥然不同的教學風格，我努力嘗試著拿捏兩者間的平衡點。

對於學習，我一直是充滿熱忱的——尤其是當我感受到教導者身上有著我尚不足的能量時，就會一直跟隨著對方。觀察一陣子後，我選擇放棄女瑜伽老師，畢竟體位法元素太少的教學不太適合我。我專心跟著男瑜伽老師學習了兩年時間，這段期間，冥冥中可以感受到我將在不久的未來一圓瑜伽老師的夢想——雖然此時距離中華民國瑜伽協會師資班結訓，已經過了七、八年的時間。

這位男老師的教導方式，觸發了我教學的契機，我可以完全揣摩出他排列瑜伽體位法的邏輯，同一時間，我嘗試在臺北開了幾堂體驗性質的瑜伽課。從備課到教學，男老師的教學讓我有系統地將多年的學習串連成一套套瑜伽體位法；以前我對體位法的認知是片面、不連貫的，在這位男老師的教導過後，讓我能在之後開設的教學課程中——甚至是在完全不備課的情況下——因應每個學員的身體狀況與程度，編列出超過十套以上的連貫性體位法。接受男老師的教導即將邁向第三年時，我如願的在臺中開班授課。

現在回首這將近十年的路，或許花的時間有一點久，但我仍然發自內心相信印度詩人泰戈爾的那句話：「我相信，在群星當中有一顆星星，引領我的生命，穿越不可知的黑暗。」只要你相信所許下的心願，相信的力量必引導你走過人生低潮，進而達成你的心願。「相信」的力量，可以幫助你跳脫生命的框架，重要的是，千萬不要對人生劃地自限。《鑽石途徑》中有一段話：「也許你會發現你是無法被任何東西定義的，知道自己無法被定義，就是一種解脫了。這也許就是你最終的定義，然而這並不是一種邏輯上的結論，而是一種經驗、一份體悟。」

從那之後，我以這樣的模式教學了一陣子，然而從學員的反應中，我發現並不是每一個人都適合這種串連式、不休息的瑜伽教學，雖然這種方式能夠讓肌肉深層的運動，但也容易伴隨著一定程度的運動傷害。

這位男老師的瑜伽教導停留在身體層面比心靈層面多了一些，甚至有幾次在課堂中穿插其他健身運動、雕塑芭蕾、皮拉提斯、zumba❸，在這些課堂中，我觀察到男老師的能量會瞬間變為奔放、狂野、具爆發性；在教導瑜伽時，反而較難在他身上看到瑜伽能量彰顯。我因此直觀到，瑜伽僅是他的教學工作，或許他的靈魂尚未融入瑜伽當中，誠如他本人所言，他原本就是因為熱愛舞蹈而踏入教學領域，之後才因此教學接觸到瑜伽的。

每個人都有屬於自己天生的特質與心性，掌握與了解自己的人，便能夠銜接自己的天命，教學亦是如此。我心目中的瑜伽、靈修，其本質應該是你發自內心學習，從中領悟實證進而分享、教導他人，不應該是為了工作、私益而去學習它。經過那一次的觀察後，我離開了這位男老師，畢竟我跟著他也超過兩年多的時間。選擇離開絕不是因為「某人不好」，純粹是因緣盡、時間到。世間沒有絕對的好與壞，每個人都是透過學習與反思而釐清自己的未來，不論是男老師或女老師，我都從他們身上學到相當多寶貴的知識。已逝瑜伽大師奎師那阿闍梨之子——德悉卡恰曾說過：「大家都有不同的經驗、不同的背景，對瑜伽也抱持不同的看法，當然，瑜伽對我們的重要性也各不相同。因此，透過相同的瑜伽教導，不同的人會發現不同的東西。《瑜伽經》就說，每一個人都立足於自身的觀點，而從相同的教導中得到不同的東西，因此，五花八門不是問題，本應如此。」[4]

如果你問：「要如何挑選一位好的瑜伽老師？」

就我的觀點來看，這個答案必須先扣緊你對生命的定義與態度。

假設你對生命的追求是非常向內且充滿靈性，宇宙力量自然會引導你去找到與你頻率產生共振的世界；若你對生命的認知僅停留在男女情欲、物質追求、享受、金錢遊戲，甚至內心對未來充滿不安，迷信妖術、崇拜鬼神力量，那就不可能吸引有深度、內涵的老師來到你面前，就算他站在你面前，你也不會視他為一名能夠協助你成長的人。瑜伽具有一股神祕不可測的力量，當你起心動念想要親進它時，它便在冥冥中運作著。我遇過一位學生，她說自己已準備好要接受某位老師的教導，我反問她：「妳定義中的準備好是什麼意思？」她的回答就跟一般人一樣，念某一部經、持一句咒語般的靈修。我提醒她：「不，這完全不是『準備好』，這只是『妳想要、認知』的修行，真正的準備好，是指徹底放下原本看事情的角度、處事態度，全然接受全新、不同以往的生活方式。」

要有所成就，唯有經過長時間的正確練習，以及正知的態度，便能扎下牢固的基礎。

——《瑜伽經》（1.14）

但我必須要說明的是，現在許多人對「修行」抱持著採購團的心態，只要網路上看到新奇的課程就揪團報名，某位老師上電視、出書就趕緊去上他的課。這樣的心態會讓你在短時間內快速地學習到新的事物，但不久之後，你又會覺得這個新事物無法帶給你更多的「新奇」，便會想要再換一個新的課程與老師，如此周而復始，最終你還是帶著一顆無知心在學習。《瑜伽經》教導我們最好不要這麼做，與一名老師建立長遠、堅固且適當的關係是相當必要的。雖然我在接觸這兩位老師之前已經學習瑜伽超過十年，但我仍然將身體與心態歸零向他們學習，離開男老師時，也已經向他學習超過兩年多的時間。

目前，我固定去住家附近的社區大學學習基礎瑜伽——課堂上的學員是一群婆婆媽媽，至今算算也有快三年了。你一定會好奇，我已經是瑜伽老師了，又有十五年以上的資歷，為什麼會做這樣的選擇？每一個人都有惰性，我必須讓自己保持在穩定的瑜伽狀態，每週的教學有助於我的成長，每週固定去上課則是為了讓瑜伽心歸零（畢竟學習瑜伽很容易因為成功挑戰高難度技巧，心生傲慢而不自知），再加上平時固定的自我練習，長時間下來能夠讓我的專注力更為收攝，不被外界事物干擾；另外，也是基於信任目前這位社區大學老師能夠給予我安全與詳細的教導。當一名好的瑜伽老師感受到學生求知的心，會更加清楚地了解應該給予學生何種最適當的教導，我從不認為能做到高難度的動作就是好的瑜伽老師，**彼此信任，以及幫助學生克服瑜伽障礙是很重要的教學態度**。

我遇到許多來報名瑜伽課程的人，他們一開始可能是被課程文案吸引，也有可能是因為我是一名靈修作家，他們對宇色的好奇遠遠凌駕想與瑜伽合一的心。在前面幾堂課中，從他們的表情和身體，便已經隱約透露出他們並沒有真正準備好要接受瑜伽「合一」的洗禮，他們只是相信接近某個人（就是我啦）可以改變他們的人生；這些人最終不是落荒而逃，就是從此不再接觸瑜伽。

也有不少讀者告訴我：「你的書改變我的一生，我想成為你的學生。」其實，沒有任何人可以改變別人，最基本的條件是願意接受改變，接納異於我們原有觀念的事物。

發現了嗎？這裡沒有誰有問題，而是你是否真正準備好要讓一個新的事物進入到生命當中。別再單憑網路傳言、一本書就輕易追隨某位老師，你要先將心靜下來，想清楚自己想要的是什麼樣的人生。

從旁人的眼中看來，我的生命轉折非常大，其實，在做出人生重大選擇的當下，我的初衷就是——總得為生活做點什麼！

身為一名東方靈修人、瑜伽行者，我傾向於向內尋找生命的平衡點。當你向內探求，外界事物會因應你的力量而敲開一道門；這種反作用的力量是一種平衡、中庸，也是一種解脫。印度瑜伽大師斯瓦米韋達說：「哈達瑜伽是在征服身體。」「征服身體」不單單是透過運動，還包含你必須做些事情來解脫生命慣性的枷鎖。你我都能看見生活有一種固定的循環，一般人習慣安逸地在這樣的循環底下過活，而瑜伽的修練足以帶領你跳脫固定的生活模式，進入另一種不同的生活循環。

「練習瑜伽能確認內在的神性，安住自我，平息二元對立觀所引發的騷動。」

——尤迦南達

瑜伽修練是透過有系統的心理察覺與身體鍛鍊，培養敏銳度及強大的心靈自主性。《開悟日記》中提到：「我發現，無情地如實觀察自己是修行的最佳助力；這是我想到少數幾個修行『不可或缺』的條件之一，但它在靈修書籍中卻極少受到重視。只要能如實觀察自己，你就再也不會抗拒那些挫折或痛苦的體驗；即使你與這些感受認同，你也會覺得無所謂，因你根本沒想要成為什麼。」

自你開始真正學習瑜伽的那一刻起，你的專注力會不斷攀升，初期會先從較粗糙的部分察覺起，呼吸深淺、身體痠痛，直到對情緒的觀察……如此練習一段時日，你會慢慢開始對生命有更細緻的體悟，能觀察到生活中的某種力量正在促使你前進或阻礙你，更進一步地，能夠順應感知力量做出足以劃破膠著生命的事情。

《牧羊少年奇幻之旅》中有這麼一句話：「好像每個人都清楚地知道別人該怎樣生活，但卻沒有一個人知道自己的生活該怎樣，就像釋夢的老婦人，不知道如何把夢變為現實。」大多數人都太習慣從別人身上獲得生命的答案，該學什麼對我人生比較好？下一步要做什麼？是否應該買房子？是不是應該嫁（娶）某個人？在面對這些人生重大的選擇時，我們常相信某人會給我們答案，卻甚少真正靜下心去聆聽自己的聲音。

《瑜伽經》說：「不依據對象事物的本質所建立的錯誤觀念、知識，就是顛倒。」「顛倒」是指沒有看見事物本質，而盲目地相信某人的觀點、未經證實的論點。就《瑜伽經》來說，先學習看清楚身體的覺受，透過覺知身體所產生的情緒、肉體及心靈反應，便能進一步了悟生命的實相。

修練瑜伽的體位法是向內觀照的方法之一，但你必須全然與身體、呼吸、情緒合一，不再將自己的心放到某一件事情、某物、某人身上，而是單單的與自己相伴；日積月累之下，你的感知力會由沉睡中甦醒。至於剩下的功課，就是你是否能夠相信與進入感知當中，如此你將能全然透澈自己的下一步該做什麼。

宇色瑜伽靈性哲思

◇人與人之間，選擇離開絕對不是因為某人不好，純粹是因緣盡、時間到。

◇總是要為一成不變的生活做點什麼！人生必須做些事情來解脫生命慣性的枷鎖。

◇只要你相信所許下的心願，相信的力量必引導你走過人生低潮，進而達成你的心願。

◇「相信」的力量能幫助你跳脫生命的框架，重要的是，千萬不要對人生劃地自限。

◇透過覺知身體所產生的情緒、肉體及心靈反應，能進一步了悟生命的實相。

◇修練瑜伽的體位法是向內觀照的方法之一，你必須全然與身體、呼吸、情緒合一。

❶摘自《印度智慧書》，商周出版。

❷摘自《哈達瑜伽》，橡實文化出版。

❸有著拉丁美洲風格的健身運動，以熱情奔放的舞蹈為主要特色。

❹引用自《瑜伽之心》，橡實文化出版。

4

朝聖之路
向內在尋求平靜

「朝聖」的定義，是指到某聖地尋覓宗教上的靈性意義。就我個人的觀點，朝聖不應該侷限於某一種宗教，當你對眼前的生活環境感到一成不變、身心疲憊，想獨自一人（至少「心」是獨處的）踏上心靈解脫的旅行，便可以稱為「朝聖」。

只要初發心是聖純與脫離世俗，想要從中獲得平靜，真正捨棄外在事物向內觀看時，它就是一趟朝聖之路。

關於朝聖，《牧羊少年奇幻之旅》作者——保羅•戈埃羅曾說：「這是純個人感受，自己記住就可以，我怎麼評判得了？那是你的感受，不是我的。」

二〇一五年，我與友人一起報名了希瓦南達瑜伽，那是在泰國北部清萊舉辦的瑜伽導師班。之所以報名這個長達一個月的國際瑜伽導師班，並非為是了國際瑜伽證照，或對古印度瑜伽修練想要有更進一步的收穫，純粹是因為自己的生活再次陷入了一成不變的桎梏中，我內心又一次出現這個聲音：「你總是要為生活做點什麼吧！」

我想要再次打破生活中的僵局——選擇出走，並不是為了什麼，純粹只是想看見生命的臨界點。

當時的我萌生了許多不同的念頭：再次升學進修、到避靜中心閉關、旅行……

二〇一四年年底，參加新社內觀中心十日課程時，一位內觀中心認識的同修在閉關結束後廣邀許多人與他前往印度參加希瓦南達瑜伽導師班；當時，我嗅到它似乎與我的內心有種相應連結，無奈課程與我的預定行程有衝突……雖然我最終選擇放棄，卻已經在我內心種下一顆善因緣的種苗。

二〇一五年過了一半，再度憶起這件事，我毅然決然決定讓它順應感知發芽——人一生都在尋找一種聲音，聲音的出處往往就是內心那股莫名的衝動。

報名清萊的希瓦南達瑜伽國際導師班前，恐懼不斷地從心中冒出來，一來我得克服美語教學環境所帶來的不安，二來這也是我打從娘胎以來，第一次在一個都是外國人的環境中居住一個月；不過，我很清楚的了解到，恐懼是阻礙一個人前進的心理瓶頸，它讓一個人一生都隱蔽在舒適圈走不出去，我得克服它。最後，我還是報名了。

在準備出發前一週，友人告知收到國際導師班泰國中心的來信：「**因報名的中文學員太少，此次課程無中文口譯，僅會提供中文講義。**」這段簡短回覆再次讓我陷入恐懼與不安中。俗話說：「**頭過身就過。**」既然機票及所有行前安排皆已底定，頭已洗下去，也得沖乾淨吧！我還是如期的飛往泰北。

朝聖路上的震撼教育

瑜伽中心位於一個幽靜、人煙稀少的地方，直到踏入中心，不安仍盤旋在我的心頭。當晚用餐前，第一顆震撼彈——唱誦——就完完全全打破了我以往的生活模式；來自十多個不同國家的瑜伽愛好者，在印度瑜伽老師帶領下，在擺滿素食料理的長型木桌前手拉著手圍成一圈，唱誦著我完全聽不懂的古印度祝禱詞❶。

你可以把當時的畫面想像成：幾百年前的南美洲，一群原住民充滿喜悅地圍繞著營火，轉圈圈唱歌。充滿印度文化的餐前唱誦，著實令我感到難以融入，一連好幾天我都猶豫著是否該打道回府，飛回臺灣；直到過了第四天，我才慢慢放開心胸，逐漸融入唱誦的儀式中——畢竟我還是必須要吃點東西才行。

這個瑜伽中心位於充滿原始叢林的清萊山區，由一間渡假村提供給希瓦南達瑜伽使用。頭幾天，我得使出全力卸下都市人自以為文明的習氣，克服這片野生叢林、蚊蟻、不知名的昆蟲，還有不怎麼受我歡迎的高腳蜘蛛——晃犽。

修行之路在何處？**當心碰到不順眼的事物，就是修行的開始**；說來容易，做起來還頗難的。早已沾染了都市習氣的我，一時之間真的很難融入瑜伽村的叢林生活，不僅外頭的環境令我不適，宿舍內許多事物也都與我不對盤，水壓不足、水不夠熱、地板永遠沾滿灰塵（它是由黃土礫鋪成的），還得一連三十天與一位陌生的日本人同住一房——逼我不得不端出蹩腳的英文、日文……種種打破舊有生活慣性的事物，讓我的心一再出現拉扯——要說我完全不在意，那就是自欺欺人了，畢竟，我仍是一名待在紅塵中接受世俗考驗的靈修人。

要看自己的修行程度如何，就看這些不順眼的事情會在心頭上打轉多久！還好我心中尚有母娘信仰和佛陀教導正念的力量，不消兩天，就沒再把這些「新鮮事」當一回事了。世間事本就如此，人不可能讓一切都順從自己的意思去走，能夠觀察到自己的慣性與習氣，便能了解、直觀事物的本質，也就較能放下對生命的執著；人生就是讓我們學習降服習氣、順應無常，紅塵俗事的順、逆境就是磨練人性最好的靈性導師。

然而在這當中，最讓人吃不消的還是語言不通的心理障礙。我這輩子從未跟那麼多不同人種相處那麼長一段時間，全班有近七十位同學，來自十六個國家，除了語言不通讓人困擾之外，不同國家的文化特色、氣質、處事態度等等，總讓我難以招架，有些同學熱情無比（但我的英文根本無法完全消化他們在跟我分享什麼），有些人身上則帶有一種壓迫感（例如來自英國、俄羅斯、荷蘭的同學）……嚴格說來，或許是我自己習慣臺灣人的溫和、生活態度與做事方式，一下子跳入完全不同的生活圈，再加上語言的隔閡，真的有種說不上來的尷尬和不便。

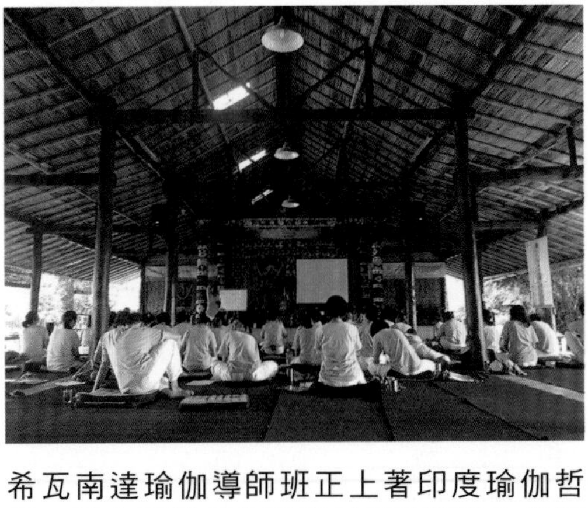

希瓦南達瑜伽導師班正上著印度瑜伽哲理，英文不甚好的我總是低著頭坐在角落翻閱著中文講義。

舉例來說，要與哪些同學同組，一起進行打掃的工作？休息時間、練習體位法時可以詢問誰？上課與唱誦要準備哪些東西？這些細目在語言不通的情況下，就算開口詢問，也往往問不出所以然。

更令人困擾的是，瑜伽老師上課全程都以英文進行，嚴重地阻礙了我的學習，老師在臺上滔滔不絕地教導《瑜伽經》、《薄伽梵歌》，我只能默默地在臺下閱讀講義，當學員私底下向老師、助教請教疑問時，我也只能在一旁觀察，揣測他們在做什麼。

上完第一天課程，我再也無法壓抑心中的不平，迫不及待與泰國助教深談學習上所遭遇的困境，以及「自認為」遭受到不公平的對待——我認為都繳同樣的學費，怎麼可以冷落聽不懂英文的我們？中心以為我希望他們提供專職的翻譯人員，因此回覆我說，除非能夠找到五位以上的臺灣人，否則不可能特別安排翻譯人員。但是我要求的並不是翻譯人員，而是希望有一位略懂中文的助教可以在課堂上提點進度、關心一下我的學習狀況，否則每次同學一轟而散離開教練場，我還傻傻站著不知該做什麼。

瑞迪總教練回絕了我的要求：「**我在世界各地教導過無數聽不懂英文的學員，我的教導搭配中文講義，絕對沒有學習上的問題。你可以選擇留下來繼續學習，或者是飛回臺灣，下次等有翻譯再來。**」我們的談話就在這句話下結束。

總教練的話和瑜伽中心的處理態度讓我十分不平。該走？該留？我放下臺灣一大堆沒有處理完的事，搭五、六小時的飛機大老遠來清萊，並不是為了拿那張國際導師班師資證，我不是一個愛好收集瑜伽證書的人，而是真正想從希瓦南達傳統瑜伽裡學點什麼，然而在完全聽不懂英文教學的情況下，我已經可以推測出一個月後的結果。希瓦南達瑜伽中心的總教練絲毫不想理會我的感受，我只能帶著滿滿怒火處理我的情緒。

結束對話後的幾天內，我看什麼人都不順眼，以往我總是笑臉迎人，為了這檔事，我的臉就像掛滿臭豆腐一樣，一位吃飯時總喜歡在我旁邊拉我手一起唱誦的印度男助教，見我滿臉不悅，前來關心我是怎麼一回事，看到他那張與瑞迪總教練一樣的黑皮膚印度臉，我更加地火大，理也不理便搖搖手離去。這段期間，我觀察到，過往所學的理論根本無法化解我內心的憤怒與不平。

地圖不是實境，它只是引導你方向，最終你還是必須一步一腳印去走。

阿姜查尊者說：「外在的經典研究並不重要。當然，佛法的書籍是正確；可是，它們卻也不盡正確，它們無法給予你正確的知見。看到『瞋怒』這個字眼跟經驗瞋怒是不一樣的。唯有親身體驗才能夠帶給你真實的信心。」❷我體會到，再多的靈性知識也抵擋不了環境帶來的心理衝擊，我的心確實無法融入環境，然而，真理這樣教導我們：「世界是由心所投射出來的結果。」我們對所處的環境無法融入，應從內心去梳理出答案，而不是要求世界來配合我們。

這層道理你我都懂，但要如何做呢？沒錯，問題就在於該如何「做」。「做」在這裡，並不是執行的意思，恰恰好相反，它代表「捨棄一些觀念」，換言之，就是不堅持己見。我們學習到的真理，都已是前人在書中所教導的「解答」，但是從「問題」此岸攀爬到「解答」彼岸的這條路徑，仍然必須靠自己摸索。

沒有人該為問題負責，你得先不將問題當成問題

我就像搭著多啦A夢的時光機一樣，回頭向內心翻找出多年來的靈修心得與體悟，正念、冥想、佛陀教理、身心靈教條、瑤池金母的教誨……嘗試從中找到與現實環境平衡的方法。經過幾番內心交戰，最後我告訴自己，現在唯一能夠做的就是——每天專注在自己身上，外界無法改變的事，就讓它自然發生與運作吧！

我將怒火與不平暫放一旁，將專注力放在每一天的課程中，當臺上老師講著我聽不懂的理論時，我就閱讀中文講義並且上網查閱更多資訊。這世上，有許多事情無法改變，你只能靜靜等候它的到來。先將心中的不悅放下，才有空間接納新的觀念，在這個關頭上，我決定堅持著一個重要的靈性心法：「**一切都是最好的安排，好的、壞的都接納，一切不抱怨，諸事靠自己。**」這，就是修行。

就這樣，時間一點一滴地過去，原本的怒火小了許多，不知不覺間，我與同學之間的隔閡減少了許多，雖然語言仍然不通，但能互相關心彼此的學習狀況。甚至有一位體位法相當有程度的英國女同學，因為週五放假時出遊，沒能參與週五早上與傍晚的體位法教學，趁

週六的空檔請我教導她缺席期間沒學到的體位法……《牧羊少年奇幻之旅》裡有一句話：「這宇宙間必然存在著一種語言，不需要依賴任何字句。」我相信此時這句話的力量正在我生命中發酵。

這些微細的改變，都不在我當時的預期內，著實打破了我內心對一群外國同學的防備，真正地跨過了最初語言不通的心理阻礙；將心中自設的隔閡擦掉了，世界與人際關係也隨之產生微妙的變化。自那天起，我不想再將破英文當成一個「問題」，我不能讓全世界配合我，更不能讓「破英文是個問題」一直綁架我的心。瑜伽精神教導我們，身體與世界共同脈動著，想改變世界，必須先改變自己的心與身體。

以有限的英文與人溝通時，大家常常被我的破英文逗得哈哈大笑，無人不知我那堪比小學程度的英文，但這也帶來意外的好處——讓助教、同學在課堂上常會關注到我的存在，老師們也會特別點我的名，關心地問我：「你聽得懂嗎？」我則用滿臉笑容回應老師的關心——其實我只聽懂「你聽得懂嗎？」，前面一大串通通自動省略了。不幸中的大幸是，臺灣友人的英文程度比我好太多了，再加上有一位來自香港的女同學，以及略懂中文的日本翻譯紀子，對於課程不了解的部分，他們都會從旁協助並且做簡單的翻譯。

當然，課堂之餘的私下生活不可能全靠他們，大部分時間我還是得單打獨鬥，以破英文與大家互動，我非常慶幸自己生在二十一世紀，有智慧型手機的翻譯APP和google翻譯相助，再加上我天生豐富的肢體語言，總算能夠勉強互相溝通。

神奇的是，我的破英文在幾天內快速成長，成功跨越了英文表達的障礙。課程結束後，有許多同學與我互留臉書——我結交到更多來自世界各地、喜愛瑜伽的朋友，對總教練的不滿也在課程結束後煙消雲散。

突破生活的舒適圈

在課程進入第三週左右，瑞迪總教練常在課程上叫我Kung Fu Panda（功夫熊貓）——許多外國人分不太清楚大陸人和臺灣人，對他們而言，東方臉孔的人通通都是中國人；再加上我表現得比其他國家的同學更努力，不論是體位法學習、印度梵唱、瑜伽哲理考試，都會使出全力準備，總教練因此覺得我的態度很像Kung Fu Panda……好吧，我承認有部分原因可能也是來自於我的身材啦！

在希瓦南達瑜伽結束前的某次課程中，總教練當著全班同學的面稱讚我和友人：「他們兩人在一開始時便反應聽不懂英文，也是全班唯二聽不懂我們在說什麼的人，或許就連我現在正在說他們，他們也不知道（全班哄堂大笑）。但他們的學習態度非常好，做每一件事情都非常認真。Kung Fu Panda不是為了拿證書才來希瓦南達瑜伽，他和許多人不一樣。在我的教學生涯中，遇過許多人是為了證書而來，然而這幾天的觀察下來我發現，Kung Fu Panda是真正為了學習瑜伽而來的。」

聽到總教練這番話，再連結起幾週以來的辛苦，差點把我的內心逼出洋蔥。老實說，我並沒有特意表現出認真的態度，主要是「菜英文」已大大影響我的學習狀況，必須更努力付出才能在瑜伽導師班中得到更多的收穫。

另外還有一個原因是，我也不想讓外國人看輕臺灣人——相信你跟我一樣都有這樣根深蒂固的想法，臺灣人在英文上不如其他國家，歐美人士學習新事物的能力也一定比臺灣人好——事實上並非如此。

在瑜伽國際導師班中，與一群來自十六個國家的人相處，我發現有許多歐洲人僅熟悉自己的母語，英語對他們而言也有一定的難度——我印象中的歐洲人都會講英文。其實，並不是每個歐美人士都擅長使用英語，瑜伽班上不乏聽不懂深奧英文的歐洲同學。身為臺灣人的我們，雖然英語不是很好，但在課堂上還是可以用簡單的英語跟歐美、泰國同學溝通，遇到日本同學還可以用漢字及簡單的日語溝通，其實我們也是很有優勢的，端看你敢不敢表現出你有意願和外國人溝通。

在教導印度瑜伽哲理時，有很多歐洲同學都在狀況外，除了語言障礙的問題，瑜伽哲理中的梵、梵天、二元論、解脫，印度教中神與人的關係、唱誦……更是完完全全超乎歐美人的宗教觀。課堂上常出現歐美同學與印度老師激烈辯駁、甚至不歡而散的情況——這群從歐美世界飛來亞洲的學員，思維模式要從追求健美體魄的瑜伽，轉成印度二元論的超凡瑜伽世界，對他們來說確實有一點難度。相反的，臺灣人對宗教的包容性，反而較容易吸收印度瑜伽精神和印度教的宗教哲學——我並不是想藉此段經歷貶低任何一個種族，只是想提醒臺灣讀者切勿妄自菲薄，否定身為臺灣人的價值，你應該要做的是突破舒適圈，接受全新的生活挑戰。

在克服自己的障礙前，沒有資格要求任何一個人

希瓦南達瑜伽共有十二套固定的體位法，對修練瑜伽已逾十年的我來說，這十二套體位法難度不高，唯獨頭頂地**頭倒立式** P70 是我從未學過的。若沒有人在一旁協助，貿然練習頭倒立式有其危險性，臺灣坊間瑜伽教室每班學員二十至三十人，在無法兼顧所有學生的情況之下，較少有老師願意冒此風險。

在國際瑜伽導師班每天兩堂的體位法教學中，只要一碰到頭倒立式，我就特別挫折與沮喪。一次，我忍不住詢問助教：「另一種三角頭頂地倒立（輔助頭倒立式Salamba Sirshasana）我完全可以做到，是否可以省略頭頂地頭倒立式的學習？」

助教以印度人常有的一派輕鬆表情回答我：「你可以不學，但以後教學時你如何教導你的學生呢？」這句話的力量瞬間灌入我的意識層——人生當中有許多事情，我們可以選擇逃避，但人畢竟不是獨立生存於世間，如果在生活中遇到困難就萌起逃避的心態，又有什麼資格要求別人改變、順應自己的心呢？

隨著課程一天天過去，眼看同學一個接著一個成功完成頭倒立式，我難免因為起了比較心而情緒低落。我很明白，這種低落感來自於「別人的成功」——愈是在意別人的成功，反而離完成頭倒立式的心願愈遠，因為心在比較的泥濘中陷得愈深，便愈做不好。

注意到較勁心已經嚴重到讓瑜伽失去應有的平衡後，我開始在練習時時時刻刻提醒自己：瑜伽建立在不比較、不評斷，它完全跳脫二元的立場，回到初心與純然的頻率。

就這樣，練習瑜伽體位法時，我的專注力漸漸地可以凝聚在小小瑜伽墊的世界中，如此由外轉內的改變，令我的體位法更加突飛猛進，甚至連總教練都在課堂上稱讚我的努力，可惜的是，我一心期待完成的頭倒立式仍然遙遙無期。

此時，為期一個月的課程已過了近兩週，預告著分組教學的考試即將到來，我希望能在結業前完成困難的頭倒立式。

瑜伽冥想的力量——建構身體的記憶細胞

臨睡前，我都會在房間的硬地板上反覆練習，無奈效果還是不如預期。某天的課堂中，我無意間翻閱到講義中《薄伽梵歌》第二篇的一句話：「使頭腦在成功與失敗、快樂與痛苦中尋得平衡，這種能力便稱之為瑜伽。」那天晚上，我心中萌生一個念頭：「就讓一切順其自然，不要再去強求，該發生的它必然發生。」想不到的是，此念頭方落

頭倒立式
Sirshasana

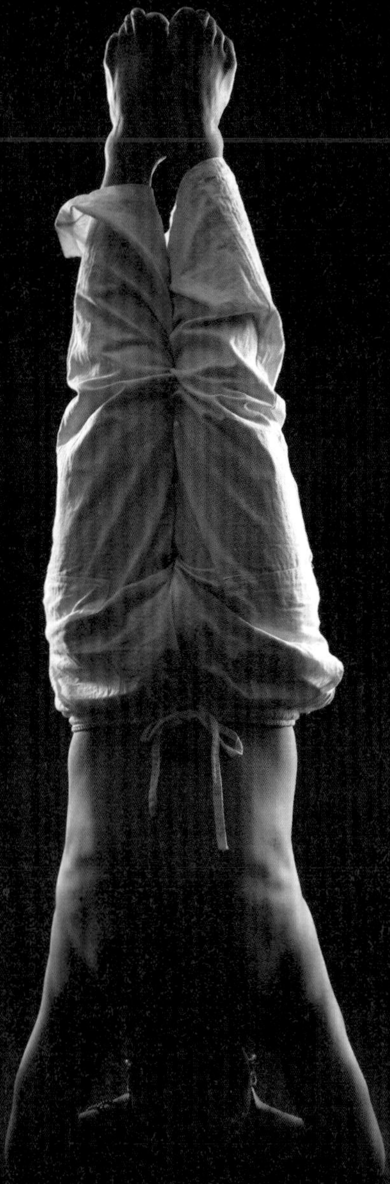

頭倒立式變化式

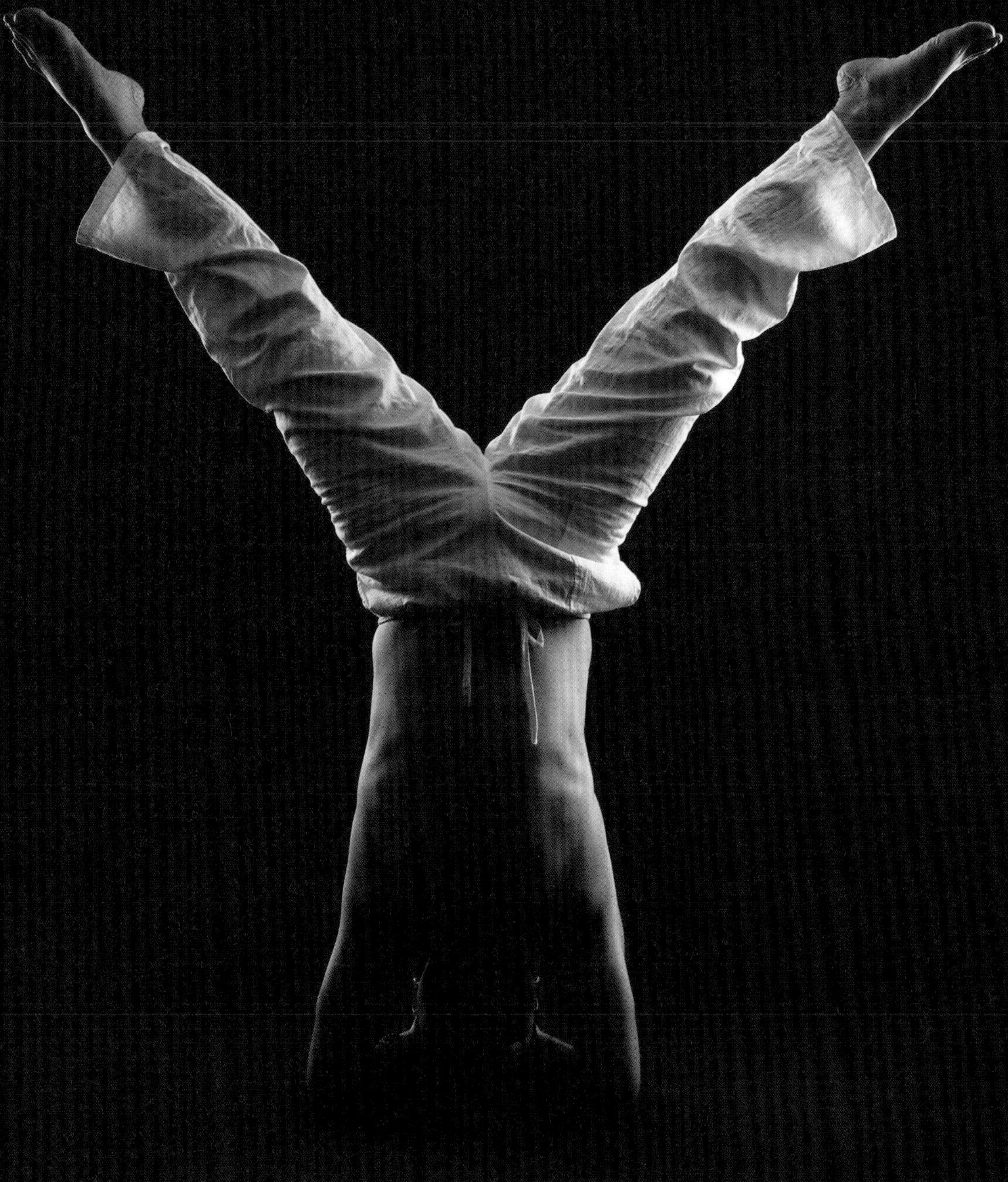

「瑜伽，是從一處移到更高的一處，瑜伽，是將兩件東西結合為一，瑜伽，是全神貫注而不分心的行動。」

——《瑜伽之心》，德悉卡恰

頭倒立式有「瑜伽體位法之王」之稱，是一種將長年集中在下半身的重力逆轉於頭頂的體式，長期訓練下有助改變慣有的行為模式，能夠使情緒紓緩，讓人升起同理心。

完成頭倒立式須先培養非常強大的專注力，以及對於肢體的統攝力量。完成頭倒立式前的每一個細部環節都必須非常小心與全神貫注，當你能夠以一百八十度顛倒的角度穩固地立於地上時，你便能進入到瑜伽呼吸、身體與心完全合一的境界。頭倒立式能促進全身血液循環，強化心臟、頭部的能量，有助於放鬆、紓緩及平靜心情。倒立練習能讓練習者以顛倒的角度看待一成不變的生活，還可以增加供應到大腦的血液，刺激腦細胞、腦垂體、松果體——松果體與直覺力、想像力、創造力有很大的連結，腦垂體、松果體更是大腦連結身體最重要的兩個腺體。

在瑜伽中，頭倒立式的力量能夠喚醒七脈輪中位處在頭頂的頂輪連結宇宙大自然的能量，還能訓練記憶力及專注力。要注意的是，這個體式有其難度，頸椎受過傷以及有血壓、頭部相關疾病的朋友，在沒有適合的老師指導之下，不宜修習它。

下，另一念頭竟緊挨著而來：「世界是由心所投射出來的結果。」這一連串緊接而來的訊息，就像潘朵拉寶盒一般，一旦開啟就再也無法收回。

「不妨在臨睡前以及每一堂課練習頭倒立時，在腦海中想像已完成頭倒立式。」如此天啟般的靈感，使得我低落多天的情緒再次振奮起來，我暗暗祈禱感恩我的信仰神——瑤池金母——暗中的幫忙。從那一晚起，睡前的腦海就是私我專屬「瑜伽靈性教練場」，我在腦海中的教練場一步一步地完成頭倒立的分解動作，用內在心視感受每一塊會動用到的肌肉、骨頭、筋脈……如此的想像練習不僅只有畫面投射，連呼吸、肌膚都會隨著體位法的進行真實地緊縮與放鬆，我完全沉溺在冥想頭倒立的喜悅中❸。

冥想並沒有讓隔天的課堂發生任何神蹟，但至少失落與無奈感不再霸佔我的心，之後我一直積極地投入冥想練習：在做頭倒立式前，我已經在腦海中完成了它。雖然，已經記不得狠摔落地板的次數了，但慢慢地我已經可以完成半套頭倒立式，停留在頭倒立式的時間從短暫的五秒，逐漸地延長至六十秒，到後期已經可以停留長達三至五分鐘，前後算一算，距離得到靈感的那晚相隔了七天。

已故的瑜伽大師瓦斯米韋達的教導曾提到：「只要肯放寬自己的視野，我們就會發現世界上有更多的事物值得欣賞。何必故步自封，劃地自設？何必因為相信這個，就不能相信那個。提升自我靈性，超越相互排斥、分離對立的框限，就會得解脫、得自在。」❹這個觀點套用在瑜伽修練也是如此，尤其是難度中上的體位法，很難一步到位，充分練習基礎體位法，不要去期待未來的結果，看似不可能發生在你身上的體位法便會自然而然的發生——不期待的力量往往大於強烈有所求的心。

不用到廟宇把鮮花敬獻在上帝的腳前，首先使你的房間充滿愛的芬芳；
不用到廟宇在神像面前點燃蠟燭，首先去除你內心的罪疚；
不用到廟宇前屈膝祈禱，首先要學會與其他人謙恭相處；
不用到廟宇前祈求寬恕，首先從內心寬恕負於你的人。

——泰戈爾

朝聖之路不在遠處，就在小小方寸的心田裡。

小小的瑜伽教室就是個小宇宙，人與人的心在當中因為互動而不斷產生變化，學員間的相互競爭和比較心、批評他人言行舉止、爭取老師多一點的關心、抱怨中心設備及教導者的教學方式……這些不都是社會上常見的情景？「心」不會因為改變了地點而有所不同，除非你願意覺察自己的態度。一名好的瑜伽老師，除了會教導你如何將心安頓在體位法上，更重要的是引領你從內心走出一條自我領悟之路。

瑜伽，其實是在尋找一種天、地、人三者之間的融合感知，你要完成的絕不只是體位法，而是在瑜伽修練的過程中，你是否能如實地看見內心是以何種態度來面對它。傾聽身體的聲音、觀照自己的態度是很重要的，這是非常自我的力量，可惜坊間瑜伽會館或推廣部的瑜伽課程均以大班教學為主，老師不太可能一一提醒你這個部分，因此，進入瑜伽領域時，能自我覺察是相當重要的。

《薄伽梵歌》第六篇提到：「不去強求結果，盡其本分、職責，就是一名瑜伽士。」瑜伽初學者練體位法應將專注力完全放在自己身上，以不強求的心完成每一次的動作——能做到這點，你就走在神聖的瑜伽朝聖古道上了。

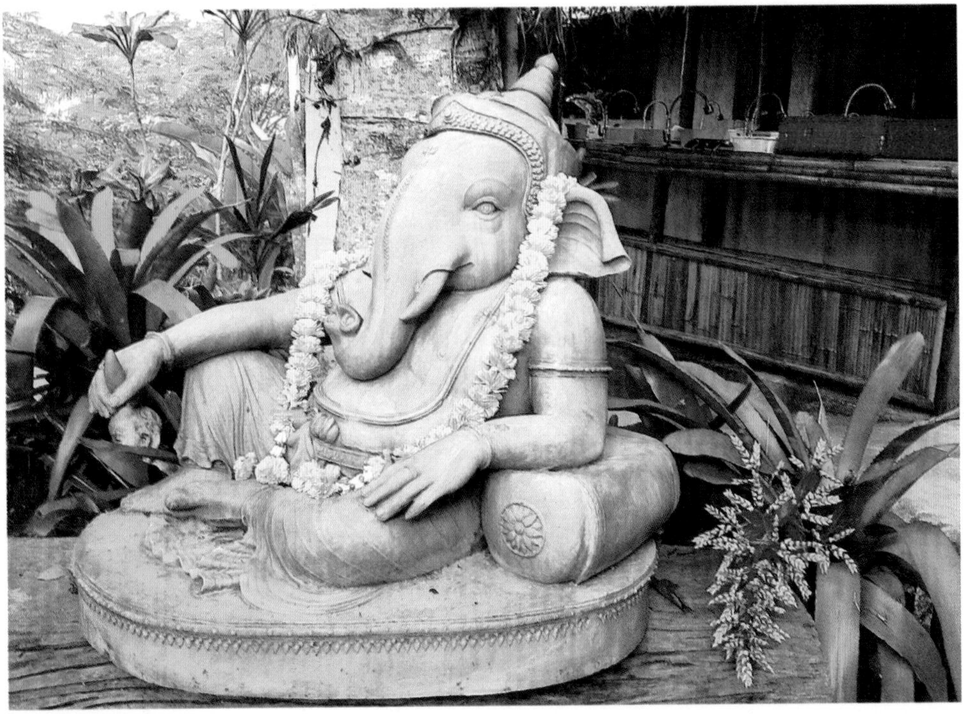

希瓦南達瑜伽村門口前的印度傳統神祇象鼻神—Ganesha，在印度教中具有智慧神之稱，是溼婆與雪山神女的兒子，它代表著勇猛與無懼，希瓦南達導師班結束前一週由總教練賜予印度聖名與梵咒，瑞迪總教練賜給我的梵文名字恰巧就是Ganesha，期許我在靈修與瑜伽路上有一顆大無畏的心。

宇色瑜伽靈性哲思

◇當你能真正捨棄外在事物向內觀看時，就是在走朝聖之路了。

◇人一生都在尋找一種聲音，那聲音的出處往往就是內心莫名的衝動。

◇每天專注集中在自己身上，外界無法改變的事，就讓它自然運作。

◇不期待的力量往往大於強烈有所求的心。

◇「心」不會因為改變了地點而有所不同，除非你願意覺察自己的態度。

◇好的瑜伽老師，除了教導學員將心安頓在體位法上，更重要的是引領你從內心走出一條自我領悟之路。

◇瑜伽代表了天、地、人三者的融合。

◇不去強求結果，盡其本分、職責，就是一名瑜伽士。

◇一切都是最好的安排，好的、壞的都接納，一切不抱怨，諸事靠自己。

❶飯前的唱誦詞充滿祝福字句，此儀式是教導瑜伽士以感恩心面對飯桌上的食物。

❷引用自《何來阿姜查》，法耘出版社。

❸瑜伽結合冥想練習，已經被充分運用在我所開設的「深層內觀瑜伽」課程中。我會教導學員，對於超過肢體記憶的體位法，可以於練習前在心中多做冥想練習，有助於讓身體產生足夠的肢體記憶。

❹摘自《幸福瑜伽》，探索・三部曲出版。

5

身體的蛻變
感受身體與大自然的共振

激性特質者喜歡苦、酸、鹹、過燙、辛辣及乾又焦的食物，這些食物造就痛苦、煩惱、悔恨與疾病；無明生起惰性者，喜歡沒有營養、腐臭不潔及碰不得的食物；喜歡延長壽命、增進活力與健康及內在喜悅、幸福感的食物者，則屬悅性特質。

——《薄伽梵歌》第十七篇　劃分信仰瑜伽

在去希瓦南達瑜伽導師班前，有一件事情一直深深困擾著我。多年前的猛爆性肝炎雖然在我修練靈修與瑜伽後得到了控制——甚至有好轉跡象，但在同一時期，肝病變使我的皮膚變得更加敏感。冬天時，大腿與小腿常會像有蟲在身上爬般的搔癢難耐；冬天溫度遽降，難免想躲進棉被裡取暖，無奈皮膚表層溫度一升高，搔癢就更嚴重，逼得我得在十度以下的寒流裡，把腿暴露在冷空氣中，才能稍稍緩減皮膚的搔癢，但嚴重起來還是會抓破皮、流血，長期下來還導致黑色素沉澱，皮膚呈現大片暗黑色。

那段期間，我不得不服用西藥長達數個月，類固醇藥劑從原本睡前半顆、一顆，最後甚至到一天要吃上二至三顆，導致後期的我開始臉部浮腫。類固醇畢竟無法斷除病根，我總不能吃它一輩子，因此之後我選擇停吃西藥，轉往長期使用中藥調理。當時，我尋覓了許多名中醫師，看診、拿藥都必須自費，光排隊預約就要等上三、四個小時，其實很累。然而，每位醫師把脈的結果都不盡相同，有人說是氣血不通造成皮膚搔癢、季節交替引發的異位性皮膚炎、蕁麻疹，還有醫師直指中醫古書上我不懂的病名，說我身上的頑固皮膚病在古書上有記載，非常難以根治。

那真是我人生當中最難熬的日子，疼痛我還可以忍受，皮膚如萬隻蟲鑽爬的搔癢卻連忍受一時都難。然而幾年過去，搔癢並無減緩，原本僅僅在冬季晚上才會發作，最後變得一年三百六十五天都可能搔癢，坐車、開會、教學、演講時，都可能發作。那時，我不能久曬太陽、碰汗穢的水及容易割傷皮膚的植物，否則都會讓皮膚搔癢不適，簡直可以用「癢不欲生」來形容了；甚至嚴重到對許多東西都過敏，衣著方面不能碰毛線，毛毯更令我發癢難耐，吃的方面必須禁吃所有辛辣食物、牛奶、花生等。出外時，我必須戴口罩、袖套，避免曬到太陽，不論夏天或冬天，洗澡水的溫度都只能控制在某個範圍，還要放棄泡溫泉這個我最喜歡的放鬆活動之一。所有能夠防止皮膚搔癢的措施我都盡量去做；從西藥換至中藥，也吃了三至四年的藥，但療效依然不顯著，到最後，我對「藥品」產生了很大的排斥，打從心底厭惡起靠吃藥過活的日子。一天晚上，一個無形感知再度在我內在意識升起——別將身體的痊癒權全然寄託在別人身上。

我相信內在的靈性直覺，尤其是在使盡全力後仍沒有改善的情況下。逐漸地，我不再去拿藥，就算皮膚搔癢難耐，我仍選擇按摩或忍耐下去。我改採以西方新時代的能量醫療❶，幾次下來，能量醫療確實能減輕症狀，但仍無法痊癒。

在遍尋不著靈方的情況下，我不得不請示無極瑤池金母，一道靈訊閃過我內在意識：「減少食用不潔肉類、過度烹煮的料理❷，注意室內空間陳設，避免灰塵。」無極瑤池金母幻化出一個人體與廣袤無垠宇宙、大自然合而為一的場景，讓我瞬間領悟人與宇宙、大自然本為一體，共為依存的關係，多吃進一分食物，同時也在擄掠大自然的資源——愈自私傷害地球一分，地球也必以相同的力量回報之；與其說是大自然無情，倒不如說是人與自然本就是共生共存。

奎師那便教導過阿周那：「阿周那啊，人如果吃過多或太少、睡太多或不足，都不能成為一名優質的瑜伽士。」他接著說：「在飲食與休閒上有所節制，並且在日常生活中保持柔軟且中道的人，靜坐將會驅離身心所有的痛苦。」❸奎師那在千年前便教導大家，平衡是一種美德，取之用之須建立在中庸上；現代人已過分剝奪大自然資源，我們現在要做的反而應該是回歸抱素懷樸的簡約生活。

從那一天起，我開始慎選食物，少食油炸類、醃製品、燒烤肉品、甜食、零食、冰品、過度精製的麵包、市售搖搖杯飲料等，料理時不再使用來自豆類的油品，改選較天然的椰子油、苦茶油、芝麻油等……幾個月的飲食調整，再配合瑜伽體位法、母娘煆身靈動，後期又找了一位熟識超過二十年的中醫朋友❹調理身體。原本被各家中、西醫視為頑疾的蕁蕁疹（或季節性皮膚炎），奇蹟似的不再對溫度變化與食物過於敏感，連大腿與手臂因過度搔抓而導致的黑色素沉澱也改善許多。同時我也開始大量閱讀東、西方的養生概念，以及自然醫學相關的書籍，逐漸架構出全新的生活與飲食型態，並意外地改善我的敏感性皮膚——改善過敏性皮膚最好的方式，除了要避免吃太多造成肝腎與身體負擔的藥品外，飲食調整、身體伸展與活化經絡能量，都是絕對必要的。

後期我只要練習瑜伽體位法、全身大量排汗後，手臂內側、肚子和腿部內側便會浮現大片紅腫，嚴重時會有類似皮膚過敏的大片硬塊，毛細孔大面積擴張，就像泡過四十五度的熱水，總得要過好幾天才會自動消掉。中醫朋友說這是體內臟腑積存過多溼氣，練瑜伽的體位法與氣，會深層刺激經絡與按摩臟腑，將多餘溼氣排出體外，實屬好轉現象。

搔癢的情況雖在生活飲食大幅調整及停止服用大量藥品後明顯改善，但每每練完瑜伽、大量排汗後，搔癢不適的症狀仍持續發作，因此在決定報名希瓦南達瑜伽導師班時，我一直擔心泰北郊區蚊蟲過多及濕熱的天氣，會讓身體出現不良的反應，再加上每日必須練習超過四小時的體位法，若搔癢發作又沒有中藥服用，不知道會不會爆發更嚴重的症狀……

食物愈天然，愈能淨化靈魂、身體

皮膚搔癢在課程一開始時確實困擾著我，但希瓦南達瑜伽導師班課程相當緊湊，我也無暇去想皮膚的問題，還好只是偶爾發作，也不會持續太久，沒有我擔憂的那般嚴重。出乎意料的是，課程經過半個月後，搔癢問題竟有三至五天沒再發作；直到課程快結束的前幾天，它竟然就真的不再發生了，雖然有時在體位法課程結束後會出現蚊子叮咬般大小的紅腫，但與之前的整片紅腫，已是大相逕庭——在完全沒有服中藥的情況下，對我已是大大的恩賜。之後我細細推敲，皮膚能好轉百分之九十、幾近痊癒，歸功於以下幾項因素：

(1)在瑜伽中心，一天當中只有早上十點與傍晚六點提供餐點，徹底改變我有生以來一天三餐的習慣。進食量過大會增加腸胃的負擔，尤其是身體在過了二十五歲以後，代謝會變慢，進食量若未隨之減少，身體就必須花更大的能量去消化食物，反而會減緩身體正常的代謝與循環。印度養生學中有一個很特別的飲食規定：吃飯時要安靜、少語，而且絕對不可以在不飢餓的情況下吃東西。現代人吃東西，有時往往不是為了解決飢餓，而是因為行之有年的習慣，時間到了就吃。

這樣的改變讓我明顯瘦了一圈，氣色更加光澤與明亮。修練印度瑜伽有助於調伏體內氣脈，氣脈愈弱，就想吃愈多食物，瑜伽修練了一段時間後（有時是兩個月，有時是半年，端看每個人的身體狀況），身體就不再需要大量的食物。在上希瓦南達瑜伽導師班之前，我是一天三餐的奉行者，結訓後的我已經養成一天吃兩餐的習慣，餐與餐間不吃任何零食、下午茶，更遑論晚上的宵夜。至今我奉行一日兩餐的習慣已快兩年，進餐量沒有回復到以前三餐，在忙碌一整天後，進食量甚至還明顯變小——不僅在金錢上花費變少，身材也一直維持在離開希瓦南達瑜伽中心時的體重。

⑵瑜伽中心所提供的素食料理完全沒有添加人工化學品，而是以生菜、水煮豆類、自製全麥麵包、果醬及少量的熟食主餐為主，並禁止咖啡因飲料與牛奶。每餐固定的自製優格、大量的蔬菜、水果與純天然食材不僅為身體帶來最大的能量，同時也達到體內淨化的目的。單純天然的食物❺對人的身心有很大的益處，尤其是在消融業力上，能起很大助力。

⑶每天四小時的體位法，隨著課程推演，體位法的強度與難度也隨之攀升。體位法不僅有助於按摩五臟六腑，也能夠刺激脈輪、疏通血管經絡，達到快速代謝與血液循環。

瑜伽不僅僅重視體位法，更重視各種呼吸法，已逝的瑜伽大師帝奴瑪萊・奎師那阿闍梨（Sri Tirumalai Krishnamacharya）非常重視瑜伽與呼吸的關係，他認為呼吸的循環是一種降服：「吸氣，神走向你；屏氣，神在你身邊；吐氣，你走向神；止氣，降服於神。」❻古印度瑜伽智者流傳下不少呼吸修練法，例如印度瑜伽基礎呼吸法中的交替鼻孔呼吸法（Anuloma Viloma）❼、風箱式呼吸法（Kapalabhat）、高階呼吸法之一的蜂鳴式呼吸法（Brahmari），還有增加身體熱能的烏加伊喉式呼吸法（Ujjayi Pranayama）、西他利調息法（Sithali）等等，這些古印度瑜伽士流傳下來的呼吸法，除了強化體位法對人體臟腑、脈輪、中脈的能量，同時也補充身體供氧量、肺活量，並溶解潛藏在身體表面的情緒與負面能量。持久且專注的呼吸能夠化解心中種種的負面情緒——包括恐懼，恐懼常常伴隨在我們身旁，對未來的不確定、對另一半的期待、在金錢方面的匱乏感，抽絲剝繭去檢查之後，都能發現其中有恐懼的成分，透過呼吸能夠放鬆大腦進而化解恐懼的力量；了解到這一點，你才能真正獲得心靈上的自由，成為自己心的主人。

(4)遠離來自3C產品、看不見的輻射能，在中心，唯一能與外界聯絡的管道就是手機，沒有電視、電腦，而且在課程進行中及進入瑜伽練習場時全面禁用手機。除了緊湊的理論、唱誦、哲理及體位法，中心非常重視學員的休息，課程空檔間，學員除了準備課程結束後的考試、請助教教導體位法外，大部分的時間就是休息和放鬆。再加上瑜伽中心位於清萊北部郊區，一週一次的外出都必須靠交通車接送，在中心裡頭，你唯一能做就是放掉世俗的慣行，回歸到最純樸簡約的生活習慣。

改變飲食習慣帶來平衡的健康，對一般人來說似乎有點困難，不過，無論做什麼事情，只要有好的開始，日子久了就會變成習慣。我並非推崇素食而不吃肉——吃得天然、健康比吃不吃肉更重要，我推崇的是「剛剛好」的生活飲食態度，當中沒有一定的標準答案，純然視你當下的年齡與身體做調整。在印度瑜伽養生學中，健康的定義就是一切取得平衡，包含了飲食、生活作息及生活態度。一個人的心靈與身體健康需要全方位的成長與平衡，絕非單靠某一項運動、藥品、食物就能夠達成。

至今，我的皮膚仍然未達到百分之百痊癒，遇到天氣潮溼、過度使用體能與精神、飲食不節制、吃到不潔食物時，皮膚都會適度反應來提醒我——就如同猛爆性肝炎，我將皮膚反應視為一種警訊，時時刻刻提醒我飲食、生活習慣的重要性。

在瑜伽導師班的最後一週，我的皮膚狀況一直維持在非常穩定的狀態，直到結訓前一晚……為了體恤全體學員的辛苦，中心在瑜伽村外頭準備了非常多豐盛的素食大餐，油炸類、比薩、義大利麵、烤物、麵包、泰國糯米製成的小品……每個人無不大快朵頤一番，然而，就在晚餐結束後不久，我的雙臂開始發癢、腫脹，嚴重程度更甚於以往，伴隨而來的是精神不濟與疲倦感，讓我不得不告假回宿舍休息，無法參加接續的感恩節目。有了這次經驗，我更加篤定食物烹煮方式與人體健康有很密切的連結。

身體屬於宇宙，你並不擁有它，它並不是你的。所以身體是生病或是健康，宇宙將會來照顧它。一個處於靜心之中的人，不管他的身體是健康的或是生病的，他都會持續保持在觀照內。

——奧修

身為靈修人，每個月都接受來自全國讀者的預約問事、詢問關於生活與健康方面的問題，如婦女隱疾、皮膚狀況、腸胃問題、偏頭痛等等，他們遇到我的第一句話常常是：「你幫我看看是不是卡到陰？」「我是不是有嬰靈要處理？」「我是不是有一堆冤親債主沒有化解？」但仔細詢問過他們的生活作息與飲食習慣後，就會發現有許多需要大力整頓的地方，很多人三餐外食，還有人將鹹酥雞、滷味當正餐；而且一天三餐之外，免不了還有下午茶與宵夜，許多人全身上下最常運動到的部位就只有大姆指和食指（滑手機）……等到身體開始出現小毛病，看醫生吃藥又看不到療效時，就不得不相信某位通靈人說的健康問題與附鬼著魔有關。

就連身體的不適，人們都將希望寄託在別人身上，少有人願意真正下苦心來改變不良的生活作息與飲食習慣。在物質與食物不匱乏的現在，我們需要有全新的洞見，並且將停留在追逐物質的力量轉移到關於身心平衡的生命重大課題上，讓一股向內收攝的經歷喚醒對生命全新的性靈。如果你也不想將身體交給電視、網路媒體、醫藥、名醫，就必須從改善生活飲食習慣做起。

見識無形界的力量

有太多可見與不可見的因素，都直接或間接影響身心健康與平衡。自你出生開始，便不可避免地與這世間產生某種連結，與自己的連結，與家人、朋友的連結，當然也包含與大自然和宇宙的連結。人與外界事物存在某一種微妙的連動關係，要開啟這一層祕密，必須向內探索蟄伏於內在的答案。

在希瓦南達瑜伽導師班還發生了一件事情，現今回憶起來，仍然覺得歷歷在目、不可思議。在瑜伽中心的生活作息很固定，每天黎明五點半起床，晚上十點熄燈休息，有時會安排一些戶外教學，那就要再提早半小時起床。為了有較好的教學品質，並讓學員每天都能夠吸收大量的課程進度，在早上十點用完餐做完行為瑜伽❽，還有下午三點半瑜伽哲理課程結束後，都會安排一段休息時間。

到了課程的後期，我已經習慣了當時的生活作息，無須設定手機鬧鐘，意識便會自動準點喚醒我的身體。一日的午後休息時間，當時只有我一人在宿舍，意識介於清醒與快入睡間的恍惚中，突然感覺到有人猛地觸碰我的右腳，敏感的身體反應令我瞬間彈跳起來，環顧四周，並無他人；我看了看手機，距離上課剩下不到五分鐘，當下沒有多想，只以為是在做夢。過了數日，相同的事情再次發生，那日我平躺在床上，意識才正進入夢鄉，隱約感覺到右肩被輕拍了一下，我馬上睜眼往右側望去，右鋪的日本同學並不在床上，而睡在我左側的同學仍在呼呼大睡，不可能是他在戲弄我。靈修這麼多年，鬼鬼神神經歷許多，當下我可以斷定絕不是鬼魂；既不是人，也不是鬼，一時之間也不知是何種情況，我看了看手機，距離上課時間又是五分鐘不到。

我們所能經歷的最美好的事情是神祕……

——愛因斯坦

畢竟走靈修近二十年，光怪陸離之事早已見怪不怪，但由於本身的體質與信仰修持，我有自信鬼上身的事不可能發生在自己身上，再加上當時並無看見或感受到任何靈體存在，所以雖感到奇怪，卻也絲毫未在我心上留下任何陰影——對於超過經驗之外的事，我一律都暫以懸而不論的立場看待。

為避免不必要的困擾，當下我也沒有跟其他兩位室友提及此事。想不到第二天，類似的事情再度發生，這次與第一次相同，有人觸摸我的右腳腳背，有了前兩次的經驗，我的身體反應沒有之前那麼激烈，我緩緩睜眼四處張望，確定其他同學沒有在場，我直覺地想，應該是要上課了——果

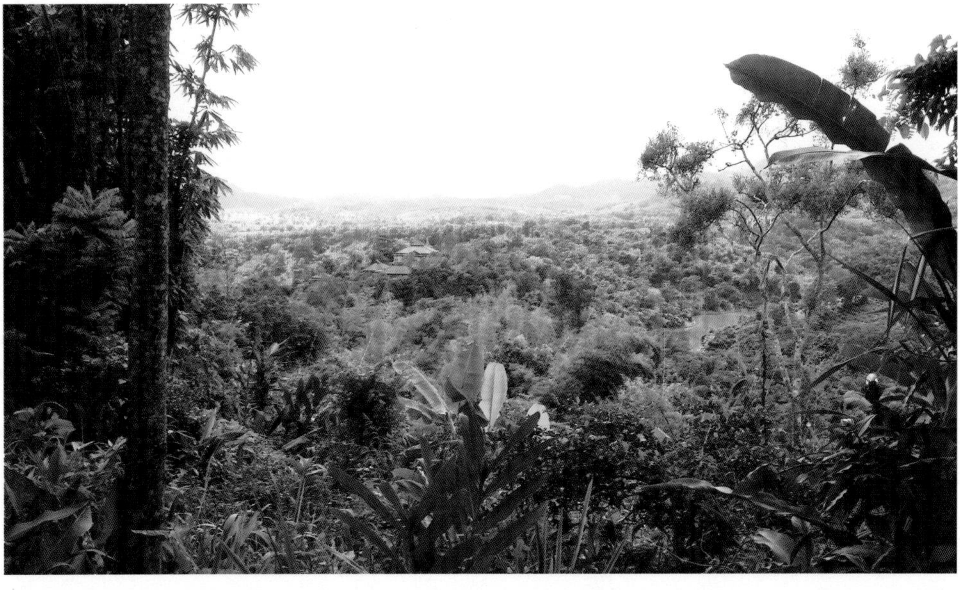

希瓦南達瑜伽村位於泰北山區，從教練場望出去就是一大片叢林，入夜後在沒有路燈的情況下，可以說是伸手不見五指。雖然蚊蟲螞蟻特別多，但這就是大自然的原貌，大自然有一股神奇淨化力量，但你必須先捨棄舒適圈，才能進一步接受它，進而獲得它的力量。

不其然，手機上顯示時間距離上課不到五分鐘。此次，我已隱約感受到，這莫名事件背後的意涵是要叫醒我準備上課。

身體淨化連結宇宙規律力量

「所有神祕經驗都是在某種未知連結下的震動，」我進入深沉的意識，將這三次事件請示瑤池金母，很快地，靈訊閃過我的腦海，「人與大自然、宇宙會產生無形的共振連結，當人心繫於外在的忙碌生活，不再有正常、良善作息，將失去感受到大自然的振動能量，但當一個人的心思安定，身心趨向於穩定，就能映照出宇宙脈動。」

當作息正常，心靈與身體趨於純淨、專注，便能與當下的空間互相連結，此時人的意識會完全進入到正在運行的空間中。因此，當時間來到某一刻，意識會自動覺醒並喚醒身體，以便於進入應該的時間軌道中。

宇宙的運作有其規律法則，每一顆恆星、行星，千億年間堅守在專屬軌道上絲毫不差。從浩瀚宇宙近縮於地球，地球每一年、每一日都按著春夏秋冬、早晚晨昏的規律行進著，種子長成樹、水往低處流、水升天下降成雨……這些習以為常的事就是天理。中國流傳千年智慧——天干地支、河圖洛書，都是窺見大宇宙運作的工具，教導後人要向天學習天理的規循法則。從四時微觀日常生活，一天二十四小時也是不變的法則，「日出而做，日落而息」就是天理律法，最後，人的心理與身體同樣是宇宙的縮景；從古至今，已有許多學派窺探此道理，領悟出人體就是一個小宇宙，人體結構及運行原理，與大自然、宇宙密不可分。

因時代變遷，物質力量凌駕於精神與靈性，人們不再探求內在性靈，反而貪得無厭追求更多物質上的享受，作息常常日夜顛倒，不再遵守宇宙運行的法則，從此讓身心陷入萬病叢生的輪迴當中。

《瑜伽經》教導人們，生活的節制帶來精神上的潔淨，得以醒覺地對感官產生敏銳的控制。當一個人的作息、飲食、生活態度，開始符合某種規律時，身體會在應該清醒時自動起床，而不太需要仰賴手機、鬧鐘❾；該休息時身體會提醒你，吃進不潔食物時也會適時反應在身體表面……此時，你必須意識到飲食與作息須調整，而不是吃更多藥物試圖消除不良的表面特徵。此時，人體也會開始產生微細的變化，內在靈魂將與所處時間、空間產生共振連結，出現強烈的直覺或預感能力，有時是對迷戀的人突然放下，有時是厭惡起會造成人體不良反應的惰性食物❿。

此外，那三次類似遇鬼的事件，也都是因為生活在瑜伽村過著非常規律的生活，起床、早課、梵唱、體位法、吃飯、休息……靈性完全融入時間、空間的正常運作軌道，所產生的自發性反應。

無極瑤池金母解釋道：「是宇宙規律在喚醒肉體。」這樣的狀況不單只有發生在我身上，想必你一生中也發生過類似的狀況，例如一旁均無人的情況下被搖醒或趴睡在桌上突然被猛搖了一下。看似不可思議的靈異事件，背後真相其實往往和神鬼沒什麼關係，只不過我們以狹隘的框架去套用、解釋出現在生命中的陌生事物罷了。

宇色瑜伽靈性哲思

◇多吃進一分食物，就是多擄掠了大自然一份資源。

◇當你自私地傷害地球資源，地球也必以相同的力量回報你。

◇在飲食與休閒上有所節制，並在日常生活中保持柔軟且中道的人，靜坐將會驅離身心所有的痛苦。

◇現代人已過分剝奪大自然資源，現在我們需要做的，是回歸抱素懷樸的簡約生活。

◇身體健康與平衡絕不是單靠某一項運動、藥品、食物就能夠達成。

◇人與外界事物存在某一種微妙的連動關係，要開啟這一層祕密，你必須探索蟄伏於內在的答案。

◇當一個人的心思安定，身心趨向於穩定，就能映照出宇宙脈動。

❶關於如何運用光的冥想減輕皮膚搔癢症狀，詳見我的著作《當東方通靈人遇到西方塔羅牌占卜師》。

❷牲畜在飼養過程中，為加速生長與避免病變，飼料中常會加入人工化學品，這些化學成分最後會殘留在動

物體內——即使經過烹煮。此外，現代食物的料理過於精緻、繁雜，還常添加化學調味料強化口感，在在都會影響人體的健康，許多皮膚問題也與飲食有很大的關係。

❸《薄伽梵歌》第六篇，冥想與克己自制瑜伽。

❹這位中醫朋友是我小時候樓上的鄰居，關於她的故事請參閱《我在人間的靈界事件簿》。

❺此處不單指不食用肉類，天然簡單指料理不過度精緻、不添加太多人工化學品。臺灣的素食為符合人們的味覺享受，料理過程中常加入許多味素、人工香料，不僅造成食材營養流失，也造成腸胃吸收的困難，最後還讓化學品殘留在人體臟腑內。

❻引自《瑜伽之心》，橡實文化出版。當代知名的瑜伽學派阿斯坦加串聯瑜伽的帕達比・究依思（Pattabhi Jois）、正位法的艾揚格（B.K.S. Iyengar），以及將瑜伽引入中國、同時也是蔣宋美齡的瑜伽老師——經典體位法的茵佐・戴衛（Indra Devi），都是出自於奎師那阿闍梨的教導。

❼印度瑜伽呼吸法不建議自行摸索與看書練習，建議有興趣的讀者報名瑜伽課程進行了解，已在學習瑜伽的朋友則可請教瑜伽老師。

❽又稱行動瑜伽、業瑜伽（KarmaYoga）——業即行為之意。古印度哲學認為，人的行為包含了可見與不可見的表相，包括行動、思想、念頭與言語都是體現生命存在的一種方式。生存在世界中的物質，都受限於行為之後的相應結果，即我們所謂的因果。古印度哲理將業放到生活當中，不再只侷限在宗教上。古印度哲學家認為，業是中性名詞，只要有行為，必會在宇宙間留下一條精細印記。行為瑜伽必須符合克制私心、無私付出的精神，普遍來說，印度瑜伽士會將日常生活中所有的義務付出行為視為行為瑜伽，而希瓦南達瑜伽中心安排的行為瑜伽就是分派學員分組參與中心的打掃環境、準備課程所需的設備等。

❾人若在生活與工作中過度使用精神，再多鬧鐘也喚醒不了身體——表示此人已經脫軌正常的作息太久了。

❿印度瑜伽飲食觀將所有的物質——包含食物在內——分為悅性、變性（激性）、惰性三種特質，惰性食物會間接產生不好的習氣與身體反應，例如懶散、注意力不集中、反應遲鈍、精神疲倦、愚笨、缺乏耐心，對生命失去動力。惰性食物包含了肉類、麻醉性飲料（酒類）、魚類、洋蔥、菇菌類、芥末、蔥、蛋、大蒜，還有造成身心亢奮的咖啡因、菸草、鴉片、大麻菸等等。

6

原來它就是亢達里尼

無法外求的能量覺醒

亢達里尼覺醒速度取決於身心轉化、身體淨化、意氣身能量場暢通，以及本身修練的進展程度，身心靈三者之間的淨化相當重要，宇宙會替一個已經準備好的學生安排所需要的智慧與能量，沒有任何一位老師能夠幫助一個學生喚醒亢達里尼之氣。

——希瓦南達瑜伽國際導師班

在希瓦南達瑜伽導師班的那一個月裡，中心每天都會安排練習四小時以上的希瓦南達瑜伽十二套制式體位法，體位法的變化與難易度每天加乘增進。到了週五會放假一天，練習體位法的時段一到，中心便會安排不同的瑜伽老師教導，但此時往往只會剩下寥寥數位同學。

為了讓身體能夠快速進入希瓦南達瑜伽的靈性世界，課程前兩週的週五，我都沒有外出，繼續完成中心所安排的瑜伽體位法課程。

一日，晚餐排隊取餐時，一位來瑜伽村奉行多年業瑜伽、義務擔任日文翻譯，同時也教導瑜伽十餘年的日本女老師紀子，突然以生澀的中文對我說：「你的身體狀況、氣色，與剛來的時候有很明顯的不同。」連續幾日的觀察，她覺得我身上的能量純淨飽滿，與剛來時的能量全然不同。

其實，來到瑜伽村第二週左右，有一件神祕之事已經悄悄地改變我的身體。

打從在瑜伽村生活的第一天開始，我們每天都沉浸在攝取天然蔬食、印度瑜伽體位法及唱誦的神聖能量當中。瑜伽村的網路訊號並不好，上網其實不怎麼方便，因此，我大部分的時間都是在閱讀書籍、課程、練體位法中渡過。

就在這樣的氛圍與環境下，密集訓練到了第二週，我竟然意外地「再度」觸燃體內的亢達里尼能量……

每天十二點左右，都有一股能量從胸口強烈地湧出，向頭頂蔓延，最後在離頭頂約一呎左右盤旋——每晚我都會在能量竄起時猛然驚醒。這股能量如脹大的氣球填塞在我胸前，著實令人難受。

這股力量與十幾年前初啟靈時狀況相符❶，但此時的我已能運用呼吸法將這股能量再融合體內。

當下，我讓自己處於無意識狀態，雙手在能量團處打出一長串的手印，呼吸配合手印時而緩慢時而快速，雙手時而在胸前，有時又轉到頭頂打出手印。雙手似乎有收攝能量的能力，將體外的能量集中於心輪處（有時是丹田）——這種情況就像是多年前在古坑地母廟前的靈動狀態。

雖然當下有足夠的力量應付這股莫名的能量，但是接連數日在夜晚發作，再加上隔天都是一連串緊湊的課程，導致我在睡眠不足的情況下，常常在上課時陷入即將入睡的狀態，到了最後，晚上那股能量再次出現時，我僅能在迷迷糊糊下用僅剩的一絲意識與它抗衡——這種情況從原本的每幾日出現一次到最後夜夜發生，嚴重地影響到我的睡眠與學習品質。而最讓我納悶的是，自十多年前的啟靈後，這股能量已經很久不再「覺醒」，怎會在此時又再度發生？

但是，每天紮實的瑜伽課程讓我無暇分心去思考這件事，直到那晚紀子的一席話，才又點醒我，應該要找出這股能量與近期身體快速轉化之間的連結。我心想，對於這股發自體內的能量，印度瑜伽又會如何解釋？既然冥冥之中來到了希瓦南達瑜伽村，我起心動念，想從四千年前古印度瑜伽這個不同的角度來了解此現象。

你的心決定未來的格局，你要將這股力量帶往何處？

一天早晨，體位法教學結束後，我請略懂中文的紀子陪我去請益修練瑜伽超過四十多年的瑞迪總教練。沒想到，總教練聽紀子轉述到一半，便揮揮手表示他已了解一切——原來，我這幾日夜晚身體所產生的現象，在印度瑜伽中稱之為亢達里尼甦醒。總教練的一句話宛如醍醐灌頂，瞬間貫通靈修與瑜伽之間的橋梁，原來，印度修練中脈的亢達里尼，與靈修一直在講的修練元神是一樣的東西。而靈修人在靈動時常出現的瑜伽體位法，其目的就是要疏通經絡與左右脈，讓亢達里尼進入中脈直通頂輪，產生超意識。

總教練表示，他長期往來世界各地，對不同人種教授瑜伽，從五十至七十人的小班，到兩百多人的大班都有；此外，每天夜晚還要進修閱讀，以及回覆世界各地讀者、學員的電子郵件。面對這麼多學員，舟車勞頓，再加上得額外撥出時間自我精進學習，所耗費的精神、體力一般人實在很難想像。然而，他一天僅需短短三至四小時的睡眠時間，而這背後支撐的力量全來自於亢達里尼。

總教練收起平日一貫的幽默，以嚴肅的口吻表示，並非人人修練瑜伽都能促使體內亢達里尼甦醒，這是萬中選一的機率。他用那雙深邃的雙眼凝視著我，懇切地問了我一句話：

「你打算將這股力量帶往何處？」

這句話，是每個人來到人世後一直在追尋的人生疑問——天命，除了結婚、生子、就業、工作外，人生最深層的意義是什麼？這個答案必須靠自己走出來。

總教練進一步解釋說：「亢達里尼甦醒進入頂輪後，將開啟瑜伽士一連串無可限量的力量與想像力，而亢達里尼也必將伴隨個人的業力與心願。」以總教練個人為例，他將畢生心力與志願放在推廣希瓦南達瑜伽，此志終生不移。

換言之，亢達里尼甦醒是為了幫助一個人加速完成他在此生的志願，而非如外界所想像，具有飛天遁地、移山倒海般的神通力。因此，最重要的是，當事者必須釐清此生的信仰力為何，以及想將這股「力量」帶往何處？瑞迪總教練的解釋彷彿具有醍醐灌頂的魔力，打通全身任督兩脈般，瞬間讓我融會貫通古印度瑜伽、西藏密宗與臺灣母娘煆身法三者之間的連結。

此時，一旁的紀子才提及她體內不可思議的神祕經驗：「你的這種經驗我沒有經歷過，但聽到總教練對你身體的解釋，我相信我應該早就是亢達里尼甦醒了。」

紀子修練瑜伽十多年，因為亢達里尼，早過學習顛峯期的她竟開啟了語言天分——她精通八種語言，其中包含泰國及其他少數民族的語言，甚至也通曉中文，只是因為許久沒練習才又逐漸忘失。這種後天開發的語言天分，讓她在日後就讀東京大學民族研究碩士班，研究泰國境內少數民族時起了很大的作用，我也好幾次目睹她以泰國少數民族的語言與人在電話中商討事情。

紀子的解釋頓時讓我恍然大悟，原來我在啟靈後踏入靈修世界後，之所以能毫不費力地橫跨瑜伽、塔羅牌、各式心靈圖卡、靈修教學等領域，從事作家、電臺主持人、演講等工作，並主持各式各樣的講座，這背後祕密運作的力量可能來自於亢達里尼——也就是臺灣人熟知的靈動煆身力量。

總教練表示在結訓後會把他的私人電子信箱給我，待日後我想清楚「要將這股力量帶往何處」時——即確定未來的人生目標與志向後，隨時歡迎我寫信給他。其實，我老早就確定要將此生力量奉獻給無極瑤池金母的靈修，以及古印度瑜伽教學推廣了。

在與瑞迪總教練對話的過程中，我再次領受到一件事：要跳出生命業力的束縛，必須先將今生之路走得圓滿、精彩；儘管兩者之間看似沒有太多的連結，但實際上卻是一體兩面。

不僅是總教練，與伊凡助教（Ivan Stanley）❷還有其他助教談話讓我觀察到，真正有實修、對理論有深入研究的人都不甚喜歡談論超自然之事，他們寧可跟你討論瑜伽精神與生活哲理。我也認識不少深入宗教的學者與研究者，他們採取的態度大都是平常心——愈了解宗教真相的人，反而更輕鬆看待鬼神與宗教，愈不了解的人則愈怪力亂神。

我感謝母娘帶領我來到這裡，這次課程的意義等同於一趟朝聖之旅，不論我身上的能量是如瑞迪總教練所言的亢達里尼，或是靈動能量，相較於其他人，我此生能經歷如此多不可思議的經驗，跨越東方與西方靈性之路，已是厚德載福。此次事件已成為我此趟瑜伽導師班重要的里程碑，而總教練從瑜伽角度解釋亢達里尼與那一句「將這股力量帶往何處？」，再次引導我將未來人生好好思考一番。

最後，希瓦南達瑜伽國際導師班為期三十天的課程終於邁入尾聲，在與來自世界各地的同學們一起等待交通車來接送我們到清萊機場時，一位從小修練瑜伽的教練懇切地對我說：「**Ganesha，回你的國家去當一位瑜伽老師，你會是一名好的瑜伽老師。**」這番鼓勵如同一股強大的力量灌入我的靈魂，我合掌誠心地感謝他——雖說此時我在臺灣已經教瑜伽有一段時間了。

亢達里尼覺醒有助於性靈覺醒與消除業力

亢達里尼覺醒的過程並非人人都一樣，有的人無私奉獻、慈悲待人、不夾帶私益地助人，或異於常人的虔信宗教，在因緣成熟之下都可能誘發體內的亢達里尼而不自知。亢達里尼的覺醒程度，完全取決於肉身與靈魂的淨化程度，以及本身對於瑜伽修練的精進度——當中，內在心靈淨化是絕對必要的條件之一。

以傳統印度瑜伽來說，宇宙會給已經有完全準備的人亢達里尼覺醒的必要環境、條件與適當的老師。古印度瑜伽修行是靠自身修練達到喚醒亢達里尼與淨化脈輪❸，此路數不同於坊間一些身心靈課程藉由各式各樣的輔助工具來淨化脈輪與喚醒亢達里尼——我遇過很多人來上我的瑜伽課，大多抱著這樣的期待而來，坦白說，我自認沒有這種能力。古印度瑜伽修練術明確指出，沒有任何一位老師能夠開啟一個人的亢達里尼、七脈輪，更遑論花上大把鈔票的課程。

無法藉外力開啟亢達里尼的主要原因是，「想透過外力」這件事本身就是一種有為的企圖與欲望，淨化必須來自個人純淨意識的提升，以及後天在肉體與心靈上的努力。《印度智慧書》有這麼一句話：「只想要有物質的享受，那麼你很難發揮自己的潛能，也很難得到真正的滿足和快樂。因為，低等能量（物質）不可能永遠駕馭高等能量（靈性），也無法永遠滿足高等能量！」

在古印度瑜伽哲理中，清楚載明覺醒亢達里尼是有其路徑：無論是開啟脈輪或甦醒亢達里尼，都必須在無為、無念的情況下，以一顆大無畏的心精進修練瑜伽（苦行）、對宗教無盡虔誠（奉獻）、無私的付出（佈施）、尋覓一位適切的古魯（上師）指導，才能避免錯誤的摸索；還要釐清觀念、選擇適當的飲食習慣、固定選擇某處為冥想場所、時時刻刻有覺知的情緒控制，最後則是身體層面的操練瑜伽體位法與呼吸法。經過以上有系統且密集的修練，在身體與靈性達到一定程度的淨化與轉化後，體內能量增加，方能促使沉睡的亢達里尼直通中脈。

其實，道理都是一樣的，如果想要真正解脫苦難，從生命中洞見智慧真諦，不論你在哪裡、選擇哪一條路，保持一顆精進且不妄為的心，隨時隨地都能促使好的因緣成熟。

一名亢達里尼覺醒的瑜伽老師在外表上與他人無異，但在性靈上則與一般人有相當大的差異。要讓亢達里尼覺醒，左、右脈及中脈都必須有一定的淨化程度，對於己心有一定的觀照與控制力，在現實生活中能夠察覺到善與不善的念頭，選擇對身心有幫助的悅性食物及事物，避免捲入不益身心的人事上。

古印度瑜伽哲理將食物分為悅性、激（變）性、惰性三種，為了讓靈性得以轉化向上發展，修行者會避免食用過多會影響人體下半脈輪的惰性食物，而以能淨化心輪與喉輪的悅性食物為主，至於要開啟與淨化眉心輪與頂輪，則須以完全純淨的心念才能達到。

另外一部分則著重在本身某種程度上業力的消除。亢達里尼覺醒並不是達到解脫與涅槃，它只是指在身體與心理的修行達到更高的次第，此外，亢達里尼覺醒的瑜伽老師在修練瑜伽時，能夠運用體內的能量引導全身，運行一連串不受自身控制的自發性體位法與呼吸，這些自發性行為都符合每一個人的業力、心性、脈輪、經絡與五臟六腑的訓練與強化——近代一些瑜伽大師就曾開示，亢達里尼覺醒具有啟發自發性的行為與體位法的神祕力量。

臺灣靈修中的靈動、訓體、煅身，與古印度瑜伽士修練亢達里尼覺醒後的自發性行為，有許多相同之處，例如兩者都會發生不可控制的自發性行為。靈修的元神修練到最後則是由體內提煉出真元④，而古印度瑜伽則是透過有為的體位法修練左右脈、脈輪，進而開啟亢達里尼能量。雖然臺灣與印度相隔四千多公里（這裡指兩國地理中心的直線距離）、發源年代也有千年之差，但我相信人體潛在的機制並沒有時間與空間的差別。

據史料記載，古代印度瑜伽體位法的推演與由來，有一部分是古印度瑜伽士在森林中修行觀察四周常見的昆蟲、魚、鳥、獸、植物、大自然而來，從模仿動物肢體演變來的瑜伽體位法非常多，例如**鴿王式** P102、**鶴式** P104，模仿昆蟲形體的體位法也不少，像是**蠍子式** P106、**蝗蟲式** P108，從以上的觀察再依經驗摸索出適合人體的瑜伽動作；練習這些體位法可以深層按摩與刺激人體腺體、脈輪、五臟六腑、肌肉、神經系統等等。另一種體位法則是由修練高深的瑜伽士自行研發，另有少部分偏重於禪定與修練亢達里尼的體位法，例如**英雄二式** P110，這些是千年前偉大且充滿智慧的瑜伽士在喚醒亢達里尼後的自發性體位法，再透過有為的系統教學，一代接著一代、歷經千年傳承至今。

∵宇色瑜伽靈性哲思∴

◇瑜伽古道是走在自我領悟的路徑上。

◇修練瑜伽最終會走入亢達里尼甦醒。

◇你打算將這股力量帶往何處？

◇低等能量（物質）不可能永遠駕馭高等能量（靈性），也無法永遠滿足高等能量。

◇如果你真正想解脫苦難，從生命中洞見智慧真諦，那麼，不論你在哪裡、選擇哪一條路，保持一顆精進且不妄為的心，隨時隨地都能促使好的因緣成熟。

◇「跨越身體與心理所造成的魔障，進入神性合一」才是真正修行者、瑜伽士應該要去思考的重點。

❶請參閱《我在人間與靈界對話》、《我在人間的靈界事件簿》。

❷現居於杜拜，任職於希瓦南達瑜伽中心，曾獨居在喜馬拉雅山長達一個月之久，是頭倒立六十一分鐘的世界紀錄保持者。

❸人體脈輪由下而上依序為海底輪、生殖輪（臍輪）、太陽神經叢輪、心輪、喉輪、眉心輪與頂輪，即七脈輪，印度哲學認為脈輪與一個人身體與心靈有很大的關係。海底輪約在會陰部，與求生意志、生命力、欲望有關；生殖輪在肚臍下方三吋處左右，掌控恐懼、憤怒、性的能量；太陽神經叢輪位於腹部，和罪惡感、自大、包容度有關，連結較多與外界的感情層面。心輪在胸部，是連結人內在愛、分享、存在感、情感的力量來源；喉輪在喉部，與外界人際關係密切相關，連結溝通、表達、人際關係、互動等力量；眉心輪在眉心處，與洞察力、直覺聯想、想像力有很大關係；頂輪位於頭頂處，當修行達到頂輪，便能統攝身心的不平衡，達到靈性與智慧的開展。

❹詳見《我在人間的靈修迷藏》。

鴿王式
Eka Pada Rajakapotasana

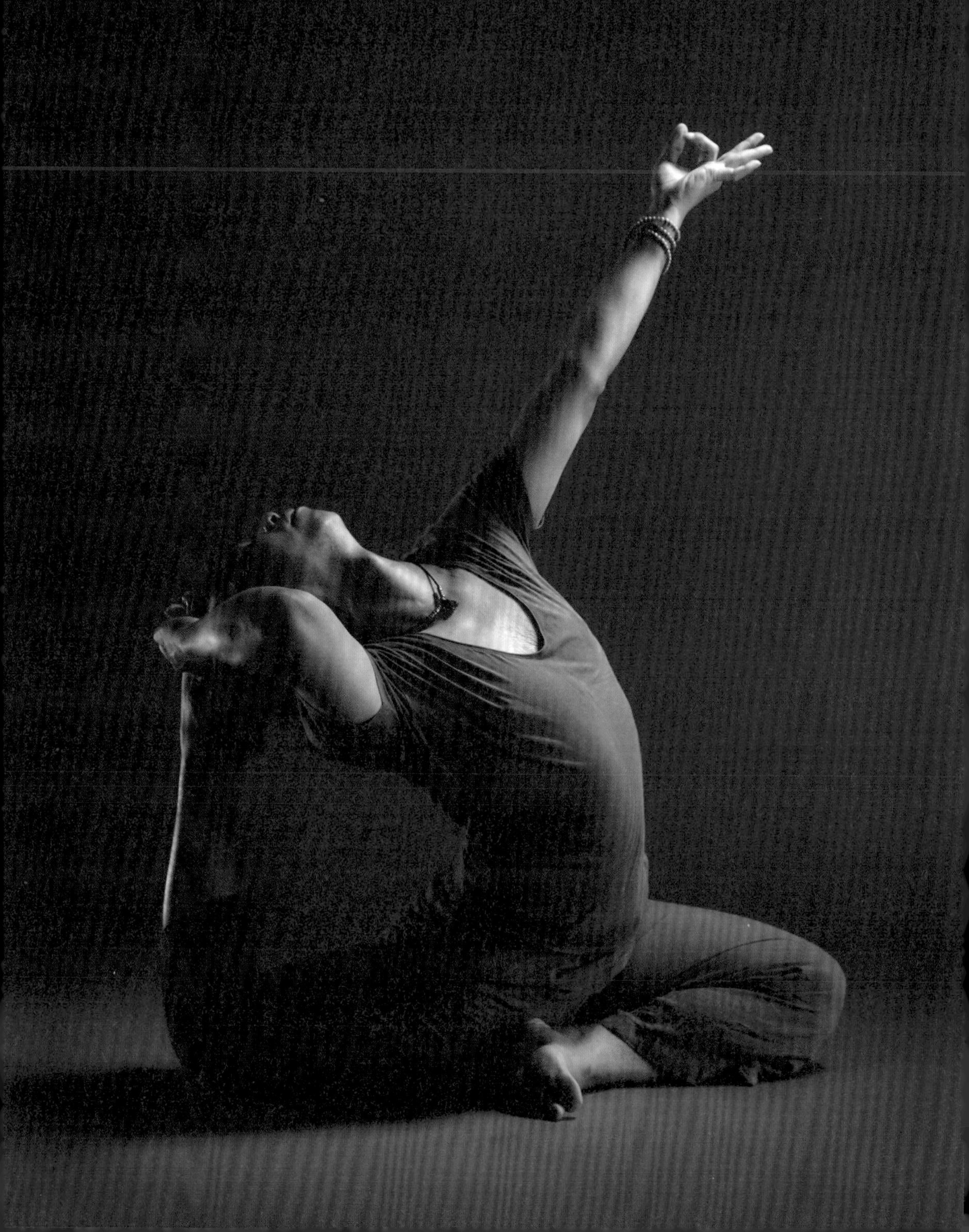

在瑜伽體位中，動物形體的體位法佔大多數，鴿王式就是其中一種。
鴿王式是由天鵝式變化而來，屬於天鵝式的進階版。
鴿王式是模仿鴿子呼吸鼓起胸膛時的姿態。此體位法有助於靈活地拉開髖關節，緩解一般人久坐所導致的坐骨神經痛，促進骨盆區的血液循環，同時能夠深層按摩到腹腔器官，如泌尿系統、消化系統、生殖腺等等。要完成鴿王式，必須深度延展脊椎與薦骨，對於此部位不啻是一種挑戰。完成鴿王式能強健腰腹肌肉、修飾雙腿、雕塑腹部多餘脂肪。
完成鴿王式後，必須持續保持平穩呼吸，意念可以放在心輪、喉輪以及胃輪，專注且深層呼吸能夠淨化這三個輪脈的能量，與外部世界達到平衡狀態。

一般俗稱為烏鴉式，顧名思義，此體位法亦是模仿鳥類而來。長期練習鶴式能夠強化手臂、手腕與肩膀，對於強健上肢體關節、肌腱及韌帶有很大幫助，也能夠鍛鍊到胸部肌肉。

練習鶴式體位法時，須將注意力完全集中於上半身與手臂，這個體式有助於平衡手臂能量，進而讓人妥善處理生活事物、人際關係與事業發展，進退應對上能更具有彈性。

如同所有平衡動作一樣，鶴式能提升專注力。因為在練習鶴式時需要有很強的專注力，不斷地強化腦部與意志力之下，能讓頭腦變得更加清楚，進而達到身心一致的寧靜。完成此動作須保持全身平衡，凝視地板的某一點不再移動；進階練習時，可以在身體已經呈現平衡時，凝視鼻尖，進入瑜伽高階身印法*。

註：瑜伽修練細分為許多層次，可簡略地分為肌肉與柔軟度、專注力、控制氣與內在神經等。身印法是著重在感知氣的運行，因此鶴式必須要有相當穩定與長年的瑜伽基礎才能進行訓練。

鶴式
Baka Dhyanasana

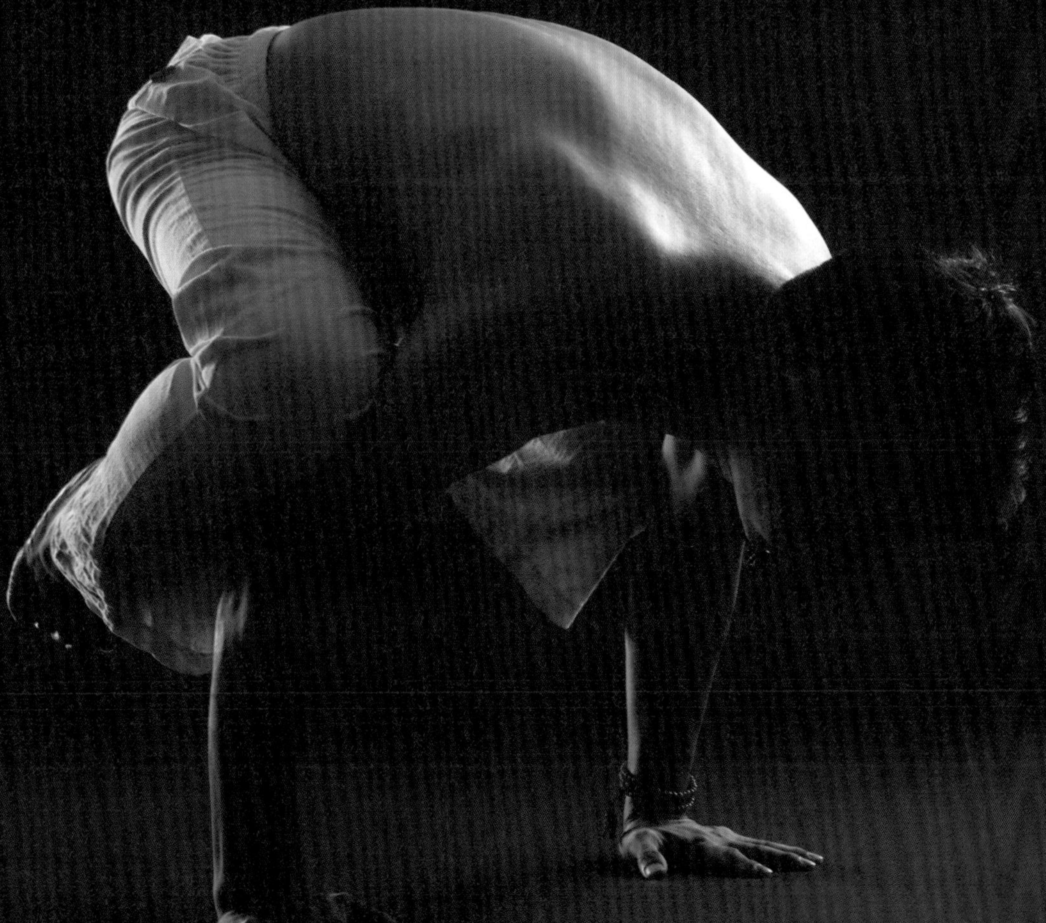

梵名Vrschikasana中的Vrschika就是蠍子的意思。蠍子式屬於瑜伽中非常有名的體位法。從體位法便可了解，此式是因聳立在頭頂上的雙腳就好似蠍子準備攻擊獵物的姿態而得名；也由此可揣測出是由古印度瑜伽士觀察蠍子的肢體動作而來。蠍子式的益處與頭倒立式相同，能恢復精神力、促進頭部血液環循，同時還能夠滋補腦下垂體、松果腺、全身血液循環，延緩身體老化速度，重新調整體內的能量，進而達到身心平衡與穩定感。除此之外，蠍子式是消除長期腿部疲倦、靜脈曲張的一個極佳體位法。蠍子式需要有強健且柔軟的脊柱，不斷地練習它有助於強化脊柱神經，加強手臂以及上背部肌力，還能強化性功能的能量。

完成蠍子式必須先穩固完成頭倒立式，背部拱起讓雙腳自然彎曲垂於頭部上方，平衡後再緩慢將掌心打開貼於地面，取得第二次平衡後頭部再往上仰；急遽呼吸容易讓身體搖晃，因此，在最終動作停留時，保持緩慢且深長呼吸非常重要。此外，資深的瑜伽修習者可以選擇在停留時止息，專注力放在眉心輪，有助於平衡與強化注意力。

我在一開始練習蠍子式時，靠在牆上練習了很長一段期間才逐漸變得熟練。完成蠍子式會耗費非常多的體力，因此每一次練習的時間並不長，停留時間約莫十至十五秒左右。想完成高階體位的蠍子式，唯有不斷強化肢體記憶，沒有其他的路徑，經歷一段時間後身體便能夠到位；有人曾問擁有現代瑜伽之父之稱的艾揚格，練習高難度瑜伽的祕訣是什麼？他不加思索地說：「練習、練習、練習。」這就是瑜伽神祕且吸引人的地方。要注意的是，蠍子式是進階體位法，有高血壓、心臟病、習慣性暈眩、腦部疾病者嚴禁練習。

蠍子式
Vrschikasana

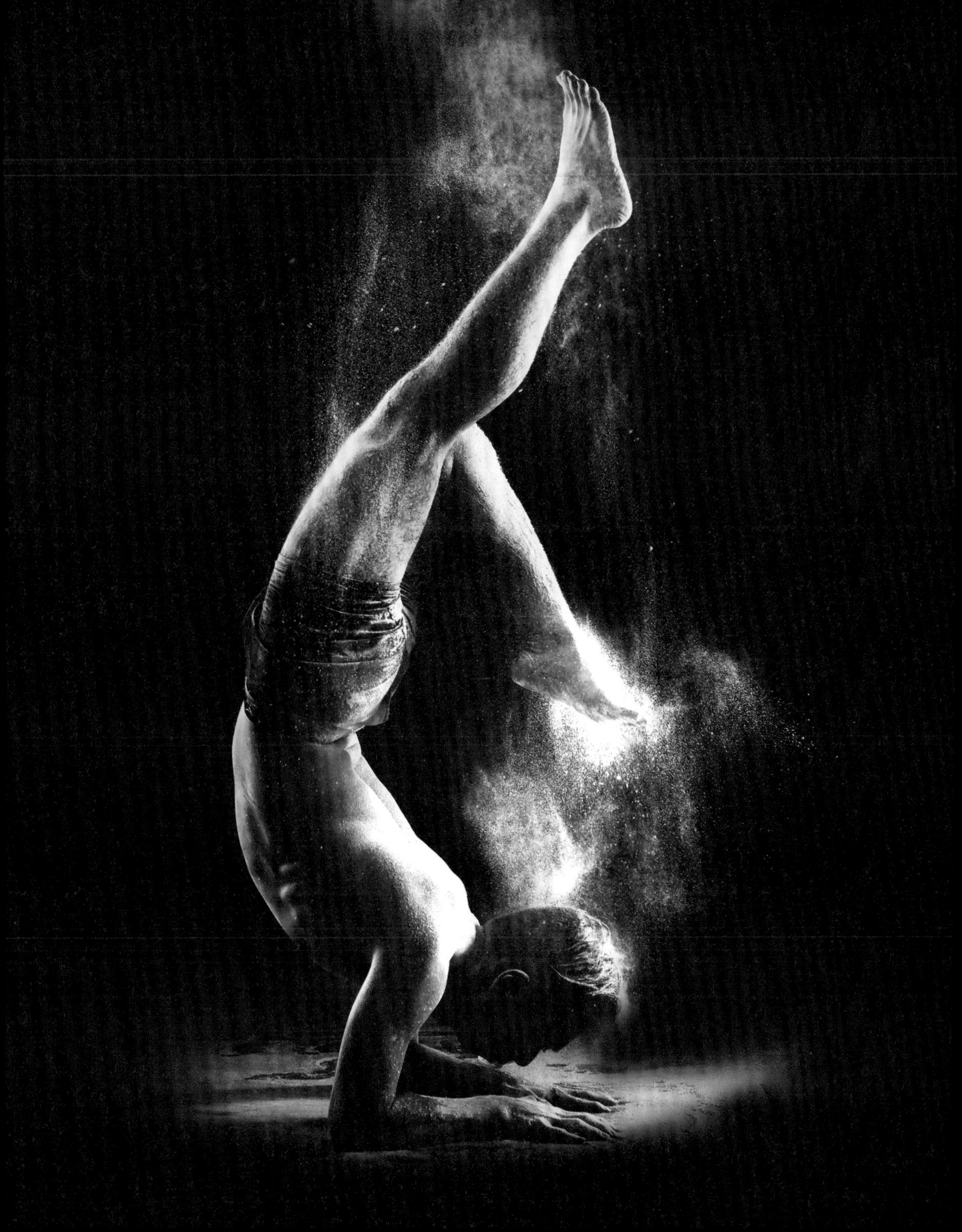

蝗蟲式需要很強健的下半背及腿部肌肉，才能夠抬起下半身。蝗蟲式屬於後仰體位法中較簡單且容易完成的動作。人體的內在情緒緊張、不安、執著常常會反映在背部肌肉中，因此據醫學研究，常有下背部疼痛現象的人，有高達九成以上都與不平衡的肌肉有關，而這又與內在情緒有很大的關係；蝗蟲式最主要的功能就是舒緩平時較少用到的下背部肌肉，放鬆內在積壓已久的情緒。

在完成蝗蟲式前先安穩地俯臥於地面，下巴輕放在地面上，雙腿放鬆併攏，雙手反掌置於地面，位置約略低於生殖器下方，手的動作有三種方式：雙掌併攏、小姆指靠緊掌心朝下，雙手握拳十指緊扣、拳眼向下，以及雙手握拳、拳心向下，練習者可依自己習慣調整。

保持幾次腹式呼吸後，雙手向地面使力，藉反作用力將雙腳伸直併攏抬高，就能夠輕鬆地離開地面，此時再下背部使力雙腿便能再向上抬起一些。在完成最終姿勢後保持幾次呼吸，專注力可放在生殖輪處，能夠開啟生殖輪能量。

蝗蟲式並不算是困難的動作，但每一個環節都必須緊扣呼吸，呼氣與吸氣之間再變化下一個動作，初學者切勿心急一次到位，才能避免下背部的拉傷。

看似簡單的蝗蟲式其實相當費力，有心律不整、呼吸困難、高血壓、冠狀動脈栓塞、髖部受過傷，以及嚴重的椎間盤突出者，建議練習單腳蝗蟲式即可，但在身體不適的情況下切勿練習此動作。

蝗蟲式
Shalabhasana

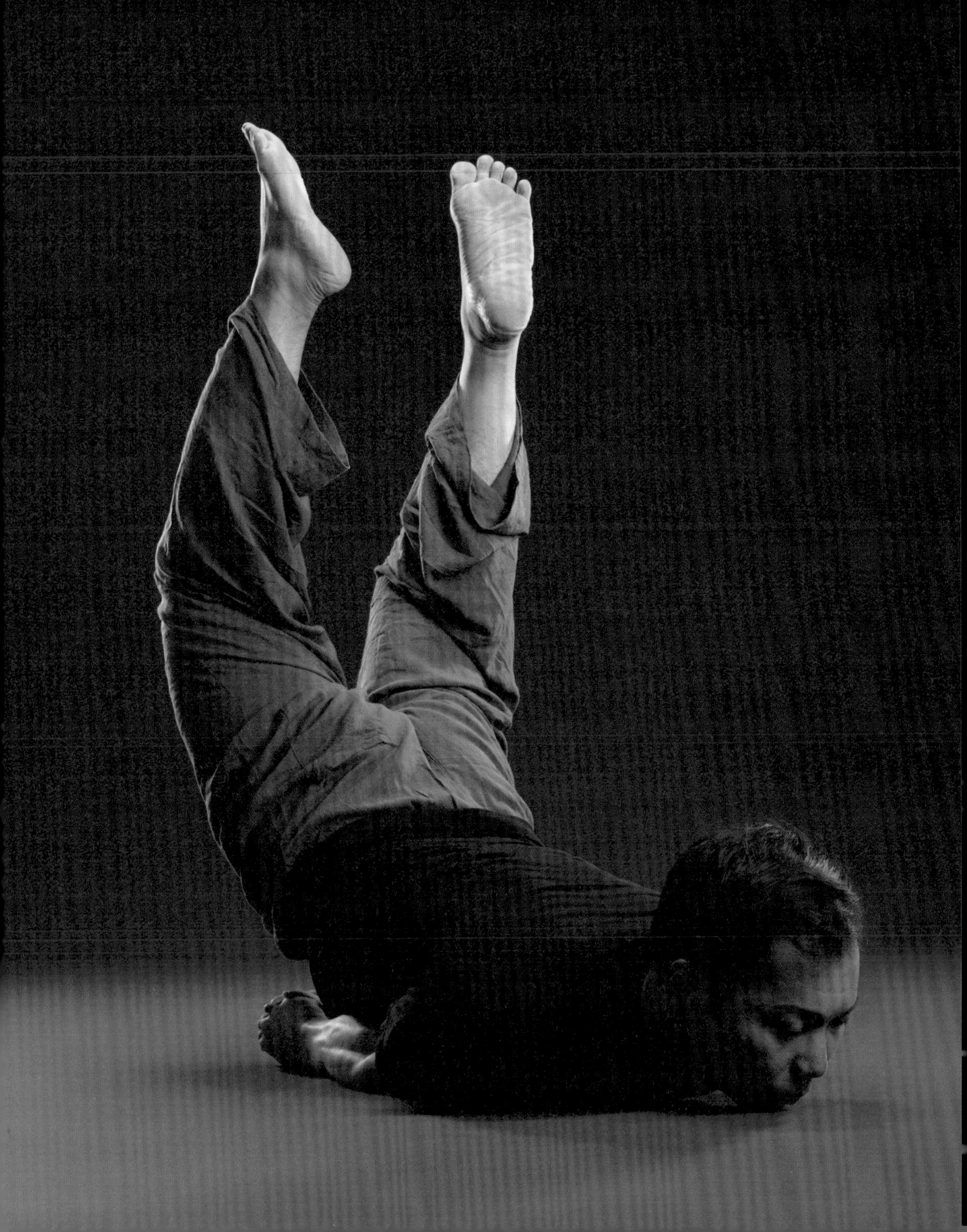

偏重於禪定的體位法是為了練習收攝注意力。英雄一至三式皆屬於禪定靜心的體位法，靜心的基礎是穩定、不混亂、專一，唯有沉穩基礎才能讓體位法安穩放在地面上；英雄一至三式同是為了強健下盤肌肉，穩固海底輪、進而疏通心輪的體位法。

英雄二式又稱為戰士二式，看似簡單的英雄二式卻能強化大腿股四頭肌、膝蓋、骨盆的功能。在完成英雄二式時，可以將專注力放在海底輪，想像每一道呼吸皆進入海底輪，進而敲醒海底輪的力量。亦可以一心專注於心輪，每一次呼吸時，配合想像心輪能量持續延伸擴大，能夠強健心的能量，達到自我肯定。

英雄式的傳說是這樣的：薩蒂（Sati）愛上了溼婆神，雖然溼婆神在古印度神祇中地位崇高，與梵天、毗溼奴並稱三主神，並有毀滅神之稱，但薩蒂的父親反對溼婆神與女兒交往，認為薩蒂可以嫁給更好的人，於是溼婆神與薩蒂就私自結婚了。

一日，薩蒂父親舉辦一場盛大宴會，宴請眾多神祇前來參加，唯獨薩蒂與溼婆神夫婦沒有獲邀參加，薩蒂顧及溼婆神的身分與地位，懇請父親答應讓溼婆神參加，原本就反對兩人交往的父親當然不同意，薩蒂父親此番作法也等同於間接羞辱了溼婆神。

在古印度傳統，先生的地位等同於妻子的人生，薩蒂無法接受自己與溼婆神被父親這般輕視，為了捍衛丈夫的身分和名譽，便當著父親的面投火自焚。萬能的溼婆神得知妻子投火，瞬間出現在宴會中，無奈事實已成定局，薩蒂已被活活燒死，深愛薩蒂的溼婆神一怒之下，拔下頂上一根頭髮化身為勇士Virabhadra，命他殺光宴會上的所有人。因此，Virabhadra便成了英雄式由來，同時也是勇氣、無畏之象徵。

英雄二式
Virabhadrasana II

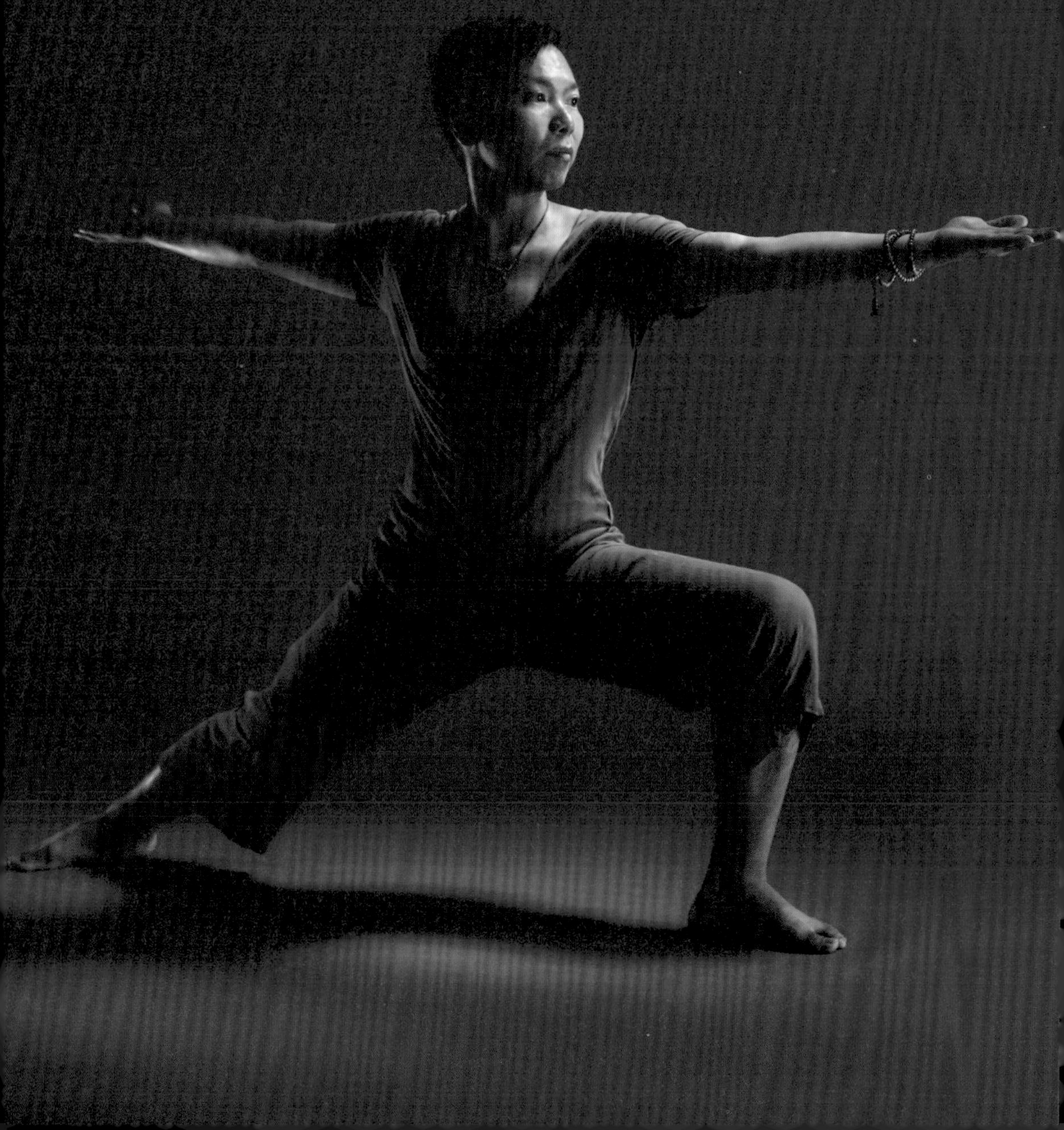

7

驚見異派同源
妄求無所得，無求而自得

瑜伽大師薩古魯（Sadhguru）教導人們：瑜伽或靈性修行的意義，在於把你帶到一種體驗中：沒有「你」和「我」，全都是我——或者全都是你。任何通向這種合一的事物，都稱為瑜伽❶。探索瑜伽之路應時刻留心：不期待結果，是相當強大的能量，你可以從瑜伽中去體悟它，並將宇宙與身體合一的能量擴大到物質世界。

玄啟是多年前報名我專為靈修人所開設「靈修・覺醒旅程」的學員，是修習藏密長達二十餘年的藏傳佛教徒，早期跟隨西藏上師多年，直到上師圓寂。他對藏傳密宗的義理、法器、修法儀軌相關領域研究甚深，懂得許多臺灣修習藏傳佛教的人都不甚清楚的事。一次，他問我對於密法修練人骨法器❷一事有何見解？

我直言，臺灣靈修法門不依托念珠、法器等身外之物修練，專一在煅身靈動、修練自身的元神精氣，此外，珍貴人骨法器外人難以親見，在未能親眼見到與接觸的情況下，我無法對人骨法器提出任何看法。他緊接著問我：「假設能夠親眼見到人骨法器，能否與之有所相應？」

我對於未接觸過的陌生事物，一貫採取包容的態度，「根據以往個案拿給我印證真假古曼童（以嬰孩屍骨與屍油提煉而成），以及人骨骨骸所製陰牌的經驗，我的感應與當事者事後的查證是符合的，對於一名靈修人而言，印證修練法器、物品上的能量不是一件困難之事。」

我見玄啟話中有話，似有心事未明說。「如果能親眼見到大陸文革後逐漸消失、臺灣已甚少再見的人骨法器真品，我應該可以嘗試感應。」我接著說。

玄啟見我對人骨法器毫無鄙視的神情，又問我以元神感應人骨法器需要多久時間？當下我無法給予確切時間，隨口說三天左右。玄啟一聽，露出失望的神情，不解依我的能力為何還要三天時間，接著又追問：「如果現在就看到呢？」

流傳許久的人骨法器乍現眼前

「你該不會真的有？」我見他一臉懇切，便問了出口。

出乎意料之外的，玄啟立刻轉身打開隨身帶來的包包，從中拿出三個用精美絨布包裹的物品。

「裡面該不會就是傳說已久的藏密人骨法器？」心中疑問方落，三個窮工極態、精美絕倫的人骨法器就已經擺放在我眼前——頭顱骨鞀鼓、人腿脛骨號及一〇八顆手指念珠。

久聞其名的藏傳人骨法器竟然就這樣放在我眼前，我內心驚愕了一下——畢竟據相關的資料顯示，能親眼見到真正人骨所製成的藏密法器，實需因緣具足。

我拿起這組人骨法器，小心翼翼地觸摸，同時轉換元神意識與它們連結。玄啟則以堅毅的口吻向我保證，這三個人骨法器確實是真品，是他圓寂多年的上師在二十多年前親自從西藏帶回來的，如今臺灣嚴禁人骨相關物品進入，已很難取得真品人骨法器修持密宗。

一方面好奇人骨法器對人體煉炁的根據從何而來，另一方面也想確認這三個法器擁有的神奇能力，我在取得玄啟的同意後，轉換元神意識手搖頭顱骨鞀鼓。

隨著頭顱骨鞀鼓搖動所發出的聲音，我強烈感受到鼓的聲波直入體內脈輪，我接著請玄啟現場吹奏人腿脛骨號，我感受到有助於人際溝通、人脈互動與對外表達的喉輪能量冒出一陣陣螺旋感，喉輪開啟了；最後，我拿起手指骨念珠專心撥弄，手指骨念珠的能量強烈引出我中脈的炁往頂輪竄動。

一一驗證這三個人骨法器後，我頓時豁然省悟，對密宗而言，人骨法器幫助修持明點中脈❸的必要性，藏傳佛教格魯派（黃教）創始人宗喀巴大師說：「中脈不通，證得菩提，必無是處。」說明了以炁通中脈在密宗中的重要性，畢竟，一般平凡人要自練中脈、脈輪不是簡易之事；中脈通，心便能寧靜而穩固，通中脈是修行的重要基礎。

接著，我請玄啟先將心靜下來，再次吹奏人腿脛骨號。我轉換元神意識全神貫注在玄啟身上，「感受」到原本人腿脛骨號應該能夠振動的喉輪能量竟然上不去，由此可以猜想到，手指骨念珠就算能強化頂輪，以玄啟此時的修練，仍難以得到人骨法器之助力。我跟玄啟明講，以人腿脛骨號修持確實對他在修持中脈明點，甚至在人際關係、溝通方面都有很大的幫助，但每件事情都有陰陽兩面，也必須有讓它發生的基礎與因緣，雖然他今世有緣進入密宗核心，但礙於本身先天的丹田爐火氣不足，以人骨法器修持雖有助力卻幫助不大——修炁無法單靠法器就有所成，後天的努力精進仍不可或缺。

靈修、瑜伽與密宗，修練著共同的能量

數個月後，我在新書分享會中再次遇見玄啟，趁著簽書的空檔，他興奮地告訴我說，數月前我對於人骨法器對應到人體脈輪、明點與拙火的印證是正確的。我問他從何得知，他回答：「那天回去後，我查閱多年前跟隨上師時的修密法本，法本上詳細記載關於人骨法器修持密法，當中的記載確實如你當天所言。」

玄啟的話更加印證了無極靈修法之奧妙！在臺灣流傳了近七十年的靈修法，最終的核心祕法就是修練一個人的內在元神與氣脈，達到元神合一、開通中脈之境界。古印度瑜伽哲理認為，一個人脊椎的長度與柔軟，決定一個人的壽命與生命的品質，可見脊椎對於一個人的四肢、五臟六腑與頭顱的重要性。尤迦南達曾說：「真正的瑜伽行者能抑制思想、意志與官能，聯合其心與脊椎『神龕』之中的超意識能，生活在上帝計劃的世界裡；他不

受過去業的銜能，亦不惑於現世的不智之舉。他完成了至上的欲望，安息於喜悅之靈的致靈所。」❹尤迦南達講的其實是修練瑜伽的路徑，先控制思想、意志與官能，最後以最純粹的力量喚醒潛藏在脊椎的神龕——亢達里尼能量。

我對密宗派別及法本的涉獵並不深，僅知早期法本上都印有「未經灌頂、口授，嚴禁翻閱」等字樣，也呈顯了外人不得在未得上師灌頂傳承下擅自翻閱法本、自學密宗，否則將觸怒密教金剛護法神眾。據聞，密宗修法具有無上威力與神通，傳承上更要避免心邪不正之人，以免禍害他人。中國中興南山律宗第十一代世祖弘一大師曾說：「未經密宗阿闍黎（上師）傳授，不可結手印。擅結者，有大罪。」顯示密宗法本之神祕與嚴謹性。

我對西藏密宗的修持一直抱持順緣不強求，我在《我在人間與靈界對話》裡提過，一位密宗師姊曾在禪坐時直觀我與密宗之間的因緣，有意為我牽線，但我坦言，我從未想要主動攀緣任何宗教，當初進入靈修，並不是自己主動找老師啟靈、點靈認主或志願走這條路，一切只是因緣具足——因緣具足了，該發生的就會發生，不具足，強求也無用。

世上任何高深修法皆是如此，人有資質深淺與心性愚慧之分，普世間的修法雖皆有普傳性，但要深入仍有一定的門檻。玄啟向我提及，他發現靈修煆身法與西藏密宗之間有很多重疊之處，這些見解與觀念卻也導致他和西藏密宗團體間產生了嫌隙。

在一晚的禪定中，我的信仰神瑤池金母如此教導我：「世間難得的是人身，而最難修的是人心，世間萬物皆依宇宙轉動而運轉，樹、水、礦石皆是如此，唯有人心浮動躁進，時而安靜，時而積極卻又難以持續精進。轉世為人，其目的是在紅塵俗事間學習規律運行法則而自束其身心，使人心與宇宙萬物一般自律。人如欲修得與樹、水、星空一般寧靜安住，不與萬物爭，需要以一絲一毫的精神、心力自束身心，統攝身心於一處而不亂，但那因緣和定力是累劫累世修得的，未若外人想像那般容易——就如經過萬年造山方能淬煉出一顆鑽石般珍貴難得。當一個人的身心在修行中經歷種種苦難與拉扯，斷欲、少食、食先天之氣，而全神專注於身心時，行走全身的炁最終凝聚於身體一處，如此，這人的身心將通達天地，人骨積存先天之氣。」

人身難得，修練就是將身心當成一顆珍貴鑽石，心境的苦都是淬煉鑽石的助燃器，不要妄求鑽石會從天而降，一顆去蕪存菁的心才是智慧的基石。現今臺灣靈修、身心靈課程、宗教一直在推崇淨化脈輪、開啟脈輪的相關課程與修練法，然心中過於執取，反而會化成一個緊箍咒，阻礙人體脈輪的平衡——換言之，有欲望就無法引導氣開啟身上的脈輪；無欲而所得、隨順因緣，精進當下、全神投入的無為心，才是修練通暢脈輪的力量根本。

不論是修練亢達里尼能量、拙火、中脈或靈修派的真元，我堅信「妄求無所得，無求而自得」的不變真理，有人問拉瑪那尊者：「為什麼就不會發生在我身上呢（指特殊經驗）？」拉瑪那尊者回答道：「這需要徹底淨化、堅強的心志、冥想的修練，每一位瑜伽士、靈修者克守生活與修行的基本功，其餘一切就交給宇宙。」

多年來指導過無數靈修人靈動與訓體，我深知自發性能力對於啟發一個人的脈輪、中脈、靈魂，甚至轉化內在、淨化靈性達到心性解脫，有著深遠且重大的意義。後來在臺中的工作室開設的「深層內觀瑜伽」課程中，我將靈動、修練元神緊密地融入了古印度瑜伽，所教導的部分體位法有時是轉換元神意識後的自發性動作，過程中腦海裡會自動浮現出體位法，有時也會做出類似自發功的一連串動作，另外，有更多時候是因對數百套體位法有相當程度熟悉，在不經大腦思考下便能自動組合連續且有系統的體位法，尚有一部分則是靈修派神授的體位法與呼吸法……許多在瑜伽方面已有一定基礎的學員皆表示，我教的體位法在一般瑜伽教室裡並沒有接觸過。

每個人體內都具有無可限量的心靈能量，只是我們將太多的力量浪費在妄想與放逸行為，導致耗弱過甚的心力無法帶領我們改寫人生藍圖與達到心靈解脫，而靈修、禪定、瑜伽就是要喚醒那沉睡已久的能量——亢達里尼能量，收攝能量並集中向同一處發展。從靈修角度來說，該如何「跨越身體與心理所造成的魔障，進入神性合一」才是真正修行者、瑜伽士應該要去思考的重點，不論是靈修的元神、印度瑜伽修練的亢達里尼、拙火、靈覺，都只是走在正信修行路上，純粹內在的靈性轉化，但不應該熱衷於追求與想要得到它，印度瑜伽大師斯瓦米韋達曾說過：「……學習瑜伽有可能會發起八種所謂的超能力（siddhis，或說神通），如果以為做到這些是一種成就、是了不起的事，而想去追求那些神通，那就是愚痴。真正解脫了的人不會去碰這些所謂的超能力，因為它們會佔掉時間、浪費精力。開悟了的人可能會有超能力（神通），但是有超能力的人卻不見得是已經開悟的人……。」[5]元神覺醒、喚醒亢達里尼、通靈體質是通往更高修練層次必伴隨的經驗，一名正信的瑜伽士、靈修人，應該要做的是去降伏內在那顆野馬般的心。

∵•宇色瑜伽靈性哲思•∵

◇修練的心依然不脫無欲而所得、隨順因緣，精進當下、全神投入。
◇任何通向這種合一的事物，不管你走的是哪條路，都稱為瑜伽。
◇不期待結果，本身就是一個相當強大的能量。
◇每一件事情一定有其陰陽面，也必須有讓它發生的基礎與因緣。
◇開悟了的人可能會有超能力（神通），有超能力的人卻不見得是已經開悟的人……
◇降伏我們內在那顆野馬般的心，才是走入修行真正、也是唯一的重點。

1. 引自《幸福三真相，印度聖哲薩古魯的生命轉化指導》，方智出版。
2. 指製作材料包含人類骨頭的佛教法器，主要由藏傳佛教中的密宗所製造及使用，但一般的藏傳佛教徒用不到人骨法器。密宗宣稱人骨法器的人骨原料來自有很高修為者（例如修為很高的喇嘛），而且必須發願死後把骨頭贈做修行用途才可採用——提供者必須自願，不可隨便買來或謀殺人而得。
3. 密宗認為明點是生命能量的凝聚點，是所有修行的精華所在。中脈位於身體中央，是亢達里尼運行之處。
4. 引自《一個瑜伽行者的自傳》，紅桌文化出版。
5. 摘自《瑜伽經，白話講解三摩地篇》，橡實文化出版。

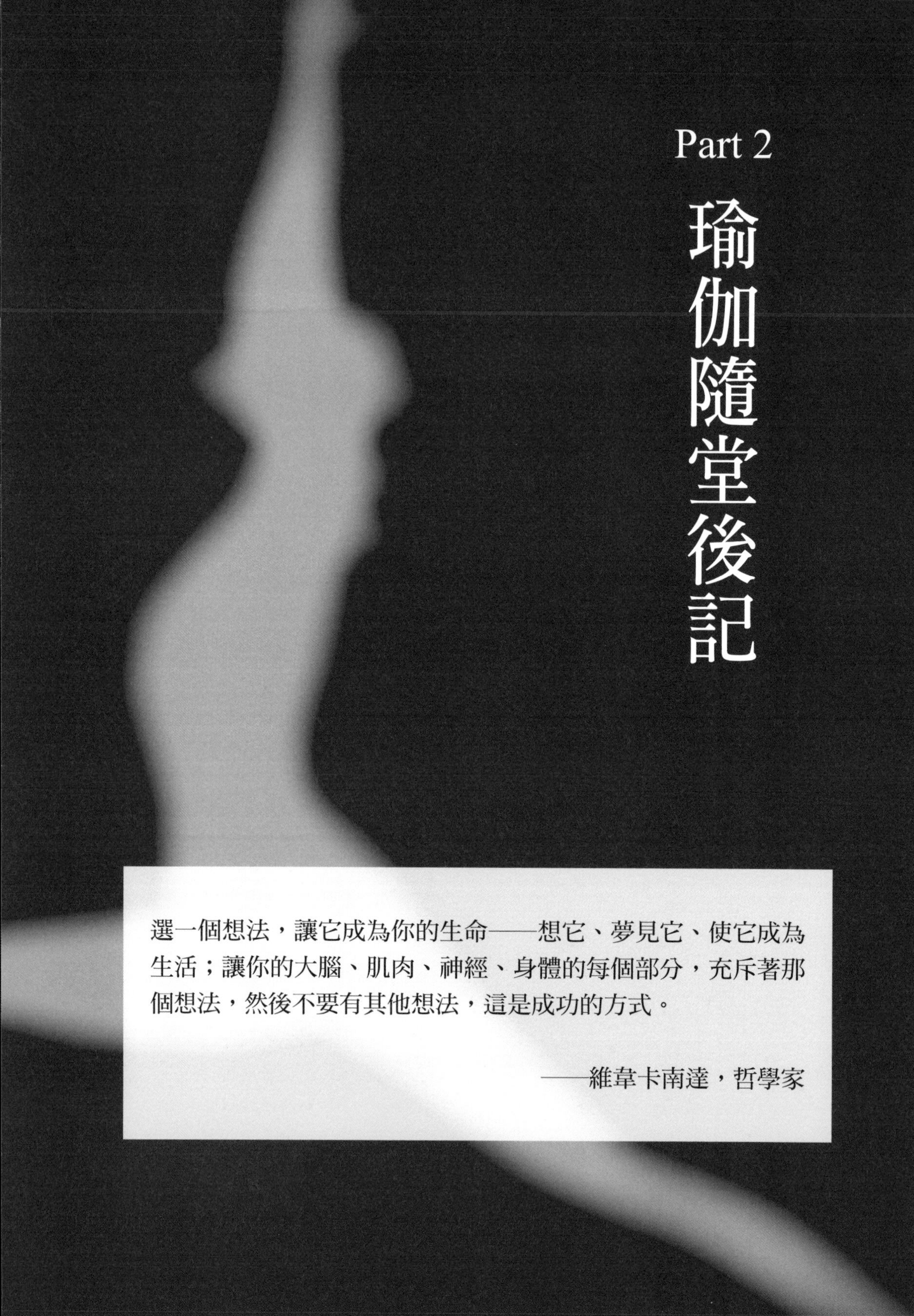

Part 2
瑜伽隨堂後記

選一個想法，讓它成為你的生命——想它、夢見它、使它成為生活；讓你的大腦、肌肉、神經、身體的每個部分，充斥著那個想法，然後不要有其他想法，這是成功的方式。

——維韋卡南達，哲學家

一般人對瑜伽的認知大多僅停留在體位法，關心勻稱體態、強健身型、超強柔軟度，而忽略人生哲學與生命美學，瑜伽因此逐漸被貼上某種運動類型的標籤。人生，是由一連串的觀念建構而成，由觀念進而影響思考、判斷與行動。每一件事情一定從最粗糙的次第開始做起，瑜伽也是如此，從身體進入，逐漸改變價值觀，最終走向美的境界。

瑜伽理論將身體分為三個層面，依粗糙到細緻分為身體、意氣身及種子身；瑜伽修練便以此為基礎，帶領瑜伽士走出生命，進入解脫之境。

體位法的修練能達到健康與養生的功用，但這只是生命的一小部分，以平穩的情緒、堅定的意志、柔軟的心思來面對生命中的困境，進而消弭積存於體內的業力，從內到外身心靈平衡，達到生命的圓滿，才是瑜伽要完成的藍圖。瑜伽體位法是以有系統且連續性的肢體伸展，帶動全身經絡與氣脈的疏通；搭配不同的呼吸法，如腹式呼吸法、完整呼吸法、風箱式及頭顱發光呼吸法，更能夠達到淨化潛藏著人體情緒、情結的七脈輪。

我從這幾年的瑜伽教學中發現，課前二十鐘左右的冥想，搭配實例生活瑜伽哲理，以及在學員操練體位法時說明每個體位法與心性的意義與關係，原本距離我們非常遙遠且陌生的古印度哲理，竟在不知不覺間慢慢地滲入學員的身體、意氣身及種子身，進而改變他們看待事情的價值觀，以及扭轉他們既有的宿命觀。

第二部將分享教導瑜伽時的真實故事、瑜伽哲理，以及一些課後的心得。此刻，獨自一人撰寫一篇篇的教學回憶錄，某種力量再度將我的意識拉回瑜伽教室中，感受到學員操練體位法的汗味與沉重呼吸，彷彿這股莫名力量正藉由我的手，一字一句地寫出我曾經經歷過的瑜伽古徑。從一名靈修者進入作家與塔羅牌的領域，再跨越到瑜伽世界，這些完全不同的修練，已被我一點一滴地融合為一。

在瑜伽墊上體驗人生
心的柔軟才是瑜伽的目標

坐著把眼睛閉起來的那種修行不難，把種種戒律和情緒淨化應用在日常生活裡才是更難的修行。

——斯瓦米韋達
印度瑜伽大師、喜馬拉雅瑜伽創辦人

我曾上過幾個教學風格迥然不同的瑜伽課程，初期我喜歡上完課後大汗淋漓、全身通暢的快感，也一直以為滿身大汗的瑜伽是一種運動。逐漸地，隨著經絡、骨骼愈來愈柔軟後，我慢心與比較心也隨之蔓延，當自己一派輕鬆地做出高難度體位法、贏得別人驚呼連連的讚賞聲時，心中不免一陣飄飄然。

不過，當身體踏出那小小一塊瑜伽墊時，世界仍回歸它應有的步調，這樣的我慢心和比較心，除了種下更多不善心與不善業，對未來並沒有太多正面幫助。我並非說修練瑜伽時，對人體的肌肉、骨骼、解剖學下功夫不重要，它是保護我們的基礎，但那只停留在粗糙肉體的層面，一名瑜伽士不該只將瑜伽停留在肌肉與美感的運動，也須要探討瑜伽精神。

《瑜伽經》說：「心念有五種❶，升起煩惱的不善，以及無煩惱的善❷。」更細緻的說，行為只是表面，重要的是行為背後觸發的心念是什麼——這只有你自己才知道。

你到底在想什麼？

服務、愛心、奉獻、淨化、冥想、覺悟。

——希瓦南達瑜伽

一些學瑜伽多年的人來到我的瑜伽教室時，我可以從他們的身型、走路姿態及說話神情中，明顯感受到一股傲慢的氣。在做體位法時，他們的柔軟度與肌耐力絕對勝於其他人，然而，心的柔軟才是瑜伽的目標。當一個人的心是寧靜在練習瑜伽，瑜伽會牽動起寧靜的力量，如果你在練習瑜伽時帶著批判與傲慢，你的世界也將充滿批判與傲慢——我所講的瑜伽不單是練習體位法，而是生活的每一刻。

你在學習瑜伽時若能留意心的運作，很快就會明白操控「心」比「身體」更具有挑戰性——這在培養觀照力之下才能看見。身為一名瑜伽學習者，除了身體的訓練外，將一顆好好護持的心帶離瑜伽墊、瑜伽教室，絕對是修習瑜伽的基本培養，這不僅對日後在生活、人際關係、事業有所幫助，甚至能夠超脫生死、面對無常，帶來無窮盡的助益。滿身大汗只是修練瑜伽體位法的表象，重要的是，必須透過體位法回歸內在的純潔與樸實。

二〇一五年我在希瓦南達瑜伽導師班認識的印度老師——伊凡・史坦利，是頭倒立式的世界紀錄保持者，他的印度人生哲學深深影響著我。

一次週日早上體位法課程，這位平常笑臉迎人的伊凡老師示範著連續式頭倒立變化式及高難度**頭立蓮花式**P126，坐在眾學員最前端的我，不經思考便拿起手機，想要拍下難得一見的體位法，怎知這個小小舉動竟讓伊凡老師大怒。

說時遲，那時快，伊凡老師猛然停止動作，當著全班面前用力揮手打斷我的拍攝。**「自私的行為！」**他一反常態，嚴峻地對著我說，**「不要在未經他人的同意下拍攝，這是非常自私的行為。」**當下，我被Ivan老師的喝斥聲驚嚇到完全呆愣住了。

伊凡表示，現在的人們一看到美景便拿起相機狂拍，完全沒有顧慮到人與大自然之間互動的立場，這是一種不尊重大自然的態度——在未經同意之下，隨心所欲將眼前的事物攝入相機，只是為了滿足自己私欲，不僅自私，還很不尊重人。

下課後，我帶著滿滿的愧疚向伊凡老師道歉，他哈哈大笑表示不以為意。原來，他只是借題發揮，以我的例子點出其他學員的問題——因為許多學員常常在老師們示範體位法或練習體位法時，拚命地拍照留念，卻沒有好好聆聽老師的教導，私下又拿相同的問題請教他。伊凡老師說，不論是教或學瑜伽，都必須全神貫注，教學者在示範體位法時，學習者更要一心專注，用心體會所有的說明——從踏上瑜伽墊那一刻起，每一個環節都蘊含瑜伽的真理與智慧。

把場景從瑜伽村拉到現實中來看，不也是如此嗎？人們到了一處旅遊勝地或看到美景，就拿出相機、手機拍攝，完全忘了如何將心與景色、大自然連結，近幾年也常鬧出賞花景點中，為了與花一同入鏡而踐踏整片花海的新聞，從瑜伽哲學的立場來說，這都是為了滿足私欲而忽略了尊重大自然與他人。

我很感謝伊凡老師，他的指導令我從此以後到世界各地旅遊時，不再急急忙忙將景色收到相機與手機中，反而能以更緩慢的步伐感受大自然的美；拍照前，我一定會先合掌感謝大自然帶給我如此的美景、淨化我的內心走向寧靜。

修練瑜伽不僅僅是讓你流汗，更是為了收攝心，回歸身心靈平衡。當你決定站在瑜伽墊上的那一刻起，就要留心每個動作背後的念頭。

兩千五百年前，證悟的佛陀在教導弟子觀呼吸安般念的技巧時說：「**專注力放在鼻息，就像一位看守城門的衛兵，絕不輕易放過每一位出入城門的人。**」此技巧與修練瑜伽是相同的道理，日久便能逐漸將靈魂與身體整合為一體，更易於感受到生命與宇宙之間的脈動。

安般念為南傳佛教教導藉由觀察呼吸的出入息達到安定、專注的練習，簡單來說即是「修入出息念」。傳統佛教認為，修智慧必須先培養定力，而專注力是定力的基礎，在各種修練專注力的方法中，佛陀認為安般念是最安全也最柔軟的方式。然而，據說初期佛陀並非以安般念觀呼吸，而是以其他方式來教導弟子專注力，例如隨死念、白骨觀等，卻發現僧團

頭立蓮花式
Oordhwa Padmasana

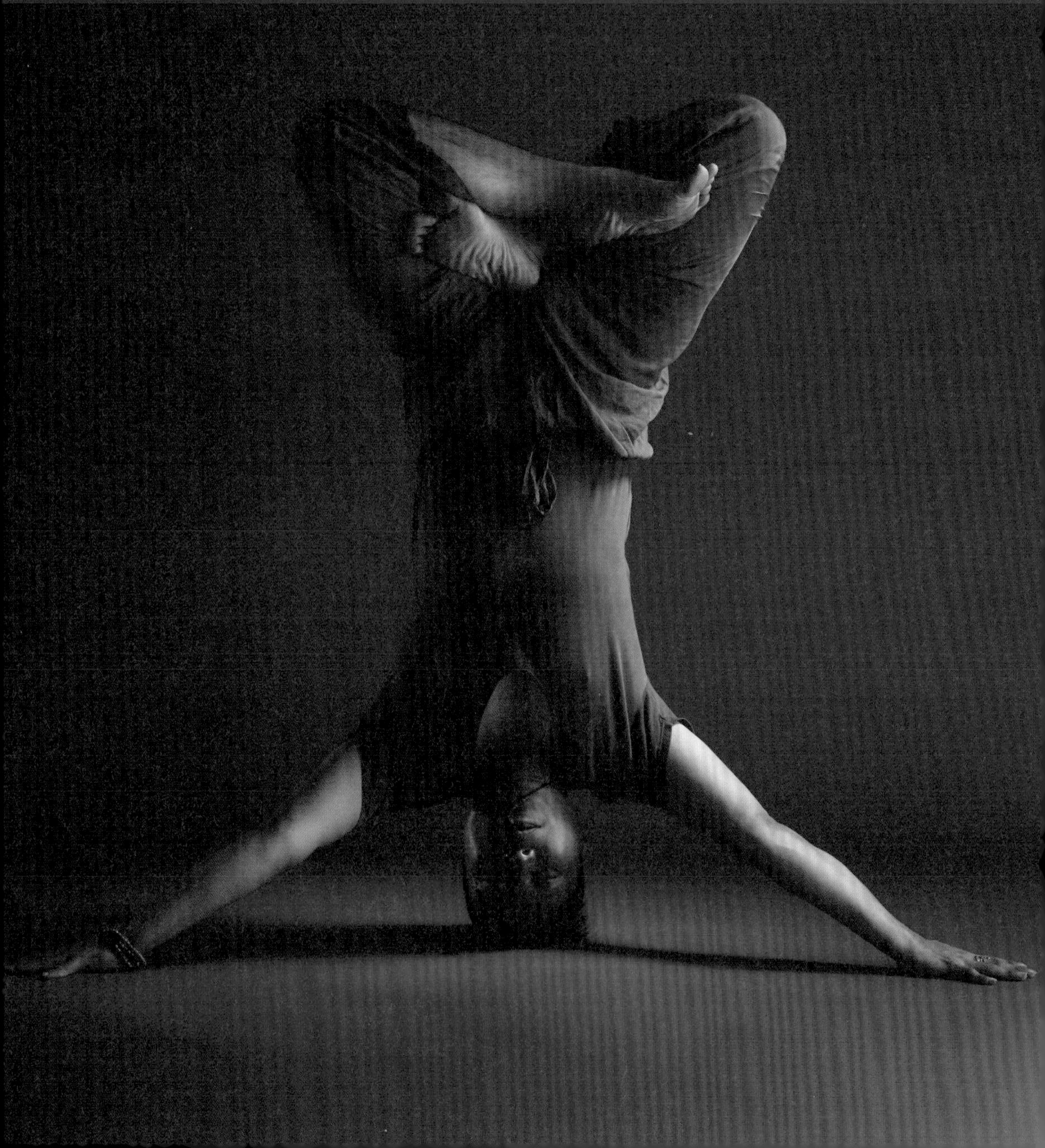

頭倒立的變化式高達十數種以上，頭立蓮花式是其中一種。每一個倒立式都必須保持深沉呼吸、專注，再配合緩慢的動作移動才能完成，不僅能提升肺泡中二氧化碳與氧氣的交換率，在全身逆轉之下，有助於深層按摩肝、脾、胃、腎等。此時必須將覺知置於脊椎，想像它從雙腿、骨盆、背部與頸部呈筆直的一條線。

頭立蓮花式能刺激頂輪與心輪，對於強化直覺力、敏銳度、身心靈平衡及思考力有相當大的功效，對於古印度瑜伽修行者來說，所有的頭倒立變化式都是必須完成的基本體位法。

所有的頭倒立式都必須循序漸進的練習，因為倒轉體位法有助於血液大量逆流，同時全身重量會逆轉置於頭部與頸椎，必須從一開始的幾秒鐘開始訓練起。倒轉體位法僅限健康強壯且脊椎、頸椎沒有受過傷者練習，凡是高血壓、心臟病、眼部疾患、坐骨神經疾病、甲狀腺疾病、懷孕與月事者皆不可以私自練習。

就希瓦南達瑜伽的概念，做完所有頭倒立後必須接續完成犁鋤式與魚式，有助於舒緩頸椎與頭部所承受的過大壓力。如欲完成頭倒立或是相關的變化式，須熟練蓮花式、肩立式、海豚式及基礎的倒立式，同時對控制自身專注力有一定程度的熟穩後，方可以練習。

的弟子一日日遽減，詢問之下才發現，許多弟子在心性未成熟時因為修習這些方法而對人生失去熱忱，礙於出家人不能自殺的戒律，便委請他人殺死自己。此後，佛陀就改以較柔軟的安般念觀呼吸來教導弟子。

我也在「深層內觀瑜伽」課程中融合了安般念技巧，在每一個動作停留時讓學員觀察呼吸的長、短、粗、細——體內脈輪的能量昇華須在無念狀態下才會發生，太抗拒身體反應（酸、痛、麻）會阻礙脈輪的運作，觀察呼吸可以提升專注力，進而覺知做瑜伽時的全身感受，還能化解做瑜伽時強烈的身體拉扯，有助於體內脈輪的開展。

宇色的瑜伽心法傳承

有人會問，該如何了解一名瑜伽老師是否行使瑜伽精神？這看似單方面的問題，其實答案卻來自你本身——你是如何來看待自己的人生？你在人生當中的態度是什麼？內在的意識層決定了吸引來到你眼前的世界，這是亙古不變的宇宙運行定律。一個追求表面意識能量的人，豈能進入靈性純粹的世界？

因此，當你決定學習瑜伽時，不妨先靜下來想一想：我心中的瑜伽是什麼？我想從瑜伽裡學到什麼？

修練瑜伽是將靈魂與身體交付給神性，在瑜伽墊上完成的事情，不只是讓汗流全身，當身、心完全進入神聖的古印度祕境殿堂，在殿堂內完成一場心與古印度之間的心靈交流，你已經在承接古印度瑜伽士的智慧之光。

因此，當你開始想要尋找瑜伽老師、瑜伽教室時，除了要特別留意瑜伽派別與教學內容是否適合自己的身體與心靈，若瑜伽老師本身能了解印度哲理，對《瑜伽經》有所理解，在教導體位法的同時，能將這些古印度智慧傳遞到你的身體、靈魂中，修練瑜伽便能對你的生命產生更大的轉變。

❶ 初為善與不善兩類，細分為正確論證、錯誤認知、妄想、睡眠與記憶。

❷ 原文：vrittayah panchatayyah klishtaklishtah。

9

在瑜伽窺見世界的美

用心感知，無處不美

真正重要的東西，只用眼睛是看不見的。
——安東尼・聖修伯里，《小王子》作者

自伊凡老師給我的當頭棒喝後，久而久之，我漸漸懂得用心體會與欣賞眼前的事物，旅遊中，不再急於將世界收入相機裡，反而放慢腳步，用心與大自然做一場心靈共振。或許你會懷疑，這點小事又與瑜伽有何關連呢？

曾被喻為全球百大美女第二名的克莉絲・特林頓說：「當我們只看實體時，會發現真實的美不偏不倚地存在於健康與身心和諧中。但當碰觸到心靈面時，美的表現卻是永無止境。一旦你開始去辨識上帝的造物，去領略大自然的創造，你會發現無處不美。」❶瑜伽談論的不只是瑜伽墊上的汗水，更非停留在體態健美，而應該是人與人、與大自然之間，一種和諧相處的美學。

薰衣草森林的執行長王村煌在臉書上分享了一篇旅遊記實，提到他到日劇《溫柔時光》的主要場景「森之時計」咖啡館享用咖啡時，老闆向他反應臺灣人的禮貌的問題：「說話太大聲、不管理小孩子的吵鬧，也不管他人同不同意，拿起相機就照相、甚至挨在其他客人的肩上拍工作人員磨咖啡豆……」

王村煌再三向老闆確認是否為其他國家的旅客所為，不料卻得到這樣的回答：「都差不多一樣，只是中國人的照相機更大臺而已，一百分貝和九十分貝的說話聲，在這安靜的咖啡館裡，都一樣令人受不了。」直言臺灣人與大陸人在旅遊上是相同水平。

在許多人眼中的小事卻隱含著許多人生哲學，這都必須從小地方做起。或許伊凡老師這位印度人的思維過於古板，但我卻在他身上看見落實了古印度瑜伽哲理的生活美學。

一次在課程中引導學員進入靜心冥想時，有幾位學員姍姍來遲，在極靜中，再如何躡手躡腳都會產生干擾，但這些晚到的學員卻仍奮力調整瑜伽墊，發出一陣陣惱人的摩擦聲。我用手暗示他們別去管瑜伽墊，要他們立刻安靜、坐下，他們才意識到自己已干擾到他人的冥想。這個問題出於他們一心只想完成自己要做的事，絲毫沒有感受到此時此刻教室內的寧靜氛圍，以及在場教導者、同學的能量。由此反思現實生活，現在許多人進到開放的宗教空間（如佛寺、廟宇、道場），或是充滿文藝氣息的美術館、文化中心，仍大肆喧嘩，對空間絲毫沒有任何的感知，便是因為內在感知不到外在空間的能量。

多年前，我曾到超過一千兩百年歷史的奈良東大寺參拜，在這間被列入世界文化遺產、同時也是世界最大木造佛殿的建築中，供奉著高十五公尺以上的盧舍那佛。在兼具歷史與宗教雙重意義的佛寺中，一群由婆婆媽媽組成的觀光客在裡頭大聲嘻笑、玩鬧，完全不顧在場的其他觀光客，原本以為又是一團不具文化水準的韓國或大陸觀光客，但當我走近，一陣熟悉的語言傳入耳朵，原來這群婆婆媽媽是臺灣人。當下我以身為臺灣人而感到無比羞愧，內心也對自己誤解了韓國、大陸人感到抱歉……

《瑜伽經》教導瑜伽士，混亂的思維進入轉化便能得到淨化，在心平靜的狀態下才能重新調整看待事物的觀點。當你身體與心思得以淨化，才能在不帶著舊有觀念的包袱下，重新看待外界事物及事物本質。瑜伽有助於培養細膩的感知力，體位法的目的就是先淨化粗糙的身體，再逐漸對情緒、意識、念頭產生敏銳的觀察力，內觀感知覺察從內在向外蔓延，接著心與外界能產生共振，便會逐漸對人產生同理心，對空間環境有敏銳的覺察力，更能感受到大自然花草樹木與四季變化的美。

宇色的瑜伽心法傳承

「瑜伽」講求的是整體，身心靈的平衡便是整體，只在意體位法鍛鍊身體的肌肉、線條的瑜伽並不完美。只要你在做瑜伽時，開始留心觀察情緒與念頭，就能改變看世界的面貌。

我自己在教瑜伽時，若看到學生已經練到疲憊，就常會半開玩笑說：「你們的腦袋是不是已經裝滿牛肉麵、漢堡、火鍋？不要把瑜伽力量拿去供養食物，要學會用瑜伽滋養自己的心，你的智慧才會油然而升。最重要的是，千萬不要因為太累就用瑜伽的精神來咒罵我。」學生聽到後往往會哈哈大笑——因為我常常講中他們的心事。真正的瑜伽，是身、心與靈魂完全融合為一體，做每一個體位法時，都能將專注力統攝於一體，不再升起任何不淨的信念，能進入這個境界，就算只是一剎那，也是最珍貴的三摩地。

《薄伽梵歌》第六篇提到代表梵的奎師那對阿周那的教導：「由於心意多變，紛亂難以控制，如此異常強大的力量，要征服它比控制風的力量更難啊！」接著說：「誰能通過看見自身就認識到眾生的快樂或悲傷，其實快樂與悲傷是平等無分別，誰能了解這一點，便是完美的瑜伽士。」這兩句話點出，瑜伽士不單是降伏身體，重要的是更細緻地去觀察心的變化。向內心觀的力量才是真正瑜伽的古道，傾聽內在的聲音是非常重要的心法，就算課堂上老師沒有引導你去觀察，你也必須時時刻刻提醒自己，千萬不要去追求看似完美但對你而言不熟悉的動作；若你做瑜伽時未能捕捉到內在的情緒漣漪，就算已經有超乎常人的柔軟度，一切也是枉然——那畢竟不是真正的瑜伽。

佛家有這麼一句話：「認識自己，降伏自己，改變自己，才能改變別人。」這裡的「自己」，指的就是心。這是一個非常棒的真諦，下次在上瑜伽課時，不妨多多留意做體位法時內心所產生的念頭，你會發現，躲藏在心裡頭的世界比外在的瑜伽教室還要熱鬧。

❶ 引用自《生活瑜伽》。

10

無處不在的神聖殿堂

萬物皆有神性

相信自己內在有一股純淨的力量足以撼動天地，與靈性存有連結，不管你身處何處，它都是獨一無二專屬的神聖殿堂。

——宇色

神聖殿堂是一個純粹與內在神性連結的空間。除了眼前構成空間的元素，最重要的是在空間內的人所散發出來的氣場與信念，只要專一的信念持續下去，它會產生一股強大的能量，滲透到空間裡頭的每一件物品，甚至影響進入到空間裡的每一個人。

我瑜伽教室的草綠色牆壁上，貼著一張約一・八公尺左右的梵字——嗡（ॐ）。它只是教室內的一個元素，我沒有對這幅字做過任何開光、淨化、祈福的儀式，我堅信一個瑜伽、靈修心法——強大信念——足以改變空間內每一個物品。自從那張嗡字貼上去後，許多來過教室的學員、個案向我表示，看著嗡字全身便會感覺到一股輕微的震動感——然而，張貼在牆壁上的嗡字本身是不具能量的，是人的信念強化了它的存在。

在這裡跟大家講一個我非常喜歡的瑜伽行者——尤迦南達——追求真理的故事，出自於《一個瑜伽行者的自傳》：

尤迦南達小時候，就一心想要找尋能解決他人生疑惑、帶領他進入神的世界的上師。有一次，他無意間聽見一個傳聞：人稱不眠的聖人——智者羅姆・高帕・穆尊達——就居住在喜瑪拉雅上，他已經完全證悟，意識完全進入喜悅中。

尤迦南達前往尋找不眠的聖人，途中經過了一間當地非常知名的聖殿——塔拉瓦聖廟，聖廟中的祭壇上有一塊圓石，外型非常的圓潤——在古印度的哲理中，圓石是無盡蒼穹形而上的象徵。尤迦南達滿心期待與羅姆・高帕・穆尊達相遇，無暇搭理這塊圓石，快步地離開聖廟，往下一個目標前進。

尤迦南達一副瘦小的身軀，在酷熱的印度大地上徒步走了好多天，幾經波折後，精神意識瀕臨癱瘓。

一日午後三點左右，他遇到一位瘦小、外型絲毫不會引起注目的陌生人，從前方緩緩地走了過來，尤迦南達還來不及向他詢問是否認識不眠的聖人，對方便先開口說：「我正要去蘭巴普的路上，但是你的出發點是好的❶，所以我願意前來這裡等你。」這句話已經省去了一堆無謂的自我介紹。

尤迦南達還來不及反應，聖人接著又問他，他心目中的上帝在哪裡？尤迦南達毫不猶豫地開口回答：「就在我心中，神無所不在。」這是一般瑜伽士都會使用的制式回答，自以為聰明的尤迦南達以為這個答案能贏來對方的認同，不料對方竟因此點出尤迦南達的心盲：「如果神無所不在，為什麼你在聖廟中見到象徵無限的石頭卻不膜拜呢？❷你因為驕傲受到處罰，才導致你前來之路被指路人指錯了方向。」

據尤迦南達的說法，雖然他當時身處在大太陽底下，但聖人所散發的治療大能卻令他感到清涼。這位聖人提點了尤迦南達：「以瑜伽鍛鍊內在心性，無疑是高明之路……，一旦發現神在我們裡面，很快地我們也發現祂在外面，在塔拉瓦的聖殿，也在其他聖殿，都是靈性力量的中心，值得我們朝拜。」

生命的目標，在於使自己的內心脈動，契合宇宙的脈動，使自己的本性契合大自然。

——黛安・歐思本（Diane K Osbon）

何處值得朝拜？這段故事並不是要你無知地看到石頭、樹木、河流、神像就猛去跪拜磕頭，而是當你真正直觀內在的神（神性），不再感到恐懼，依心安住，必能以相同的心看見世間萬物中與我們相同的神性。

我非常喜歡印度教詮釋神的觀念，這位聖人口中的神，不是你印象中躲在神像內的靈體，聖人所談論的不是基督教、伊斯蘭教、佛教、印度教的神，祂是你內心本質所反應出來的宇宙一部分，每一個人都是與神合一。當你的內心充斥著喜悅與幸福，你就是喜悅與幸福的化身；如果你的內心是健康與寧靜，你所拜的神也是盈滿健康與寧靜；如果你內心充滿恐懼、不安、焦慮，每天都看人不順眼、批判所有的一切、忌妒別人的成就，你的神也必定是充滿恐懼、不安、焦慮、批判、忌妒的能量。

印度人常以合掌的動作向神祇敬上最高的虔敬心，這是奉獻體內神性與外在的神合一的致意方式。在印度傳統中，世界上所有的物質都具有神性，而要與他們融為一體，你必須先獻出你的神性。

要進入內在神性的第一步，你必須了解感恩是一條可以學習的路徑。感恩就好像是生命的乳化劑，能非常緊密且完美地調合兩種不同的元素；感恩是瑜伽的心法，讓我們的意識與身體、心與外界結合為一體，不再受外界不純粹的意念干擾。

至於空間，一個可與自身相映連結的能量場，是我們內在心室的投射，空間大小與物質表象並不重要，重要的是——空間內每一件物品都摻雜著屋內每一個人的信息能量。

發自內心地感恩，連結宇宙最強大脈動能量

一次在練習瑜伽體位法後，這段尤迦南達與不眠聖人之間的對話，突然從我腦海中躍

出來。瞬間，我似乎領悟近百年前不眠聖人的話中涵意，我不假思索地跪在瑜伽墊上，深深地在心中默念：「感恩瑜伽墊帶給我的平安與喜悅，感恩身體協助我邁向健康喜悅，我深深地感謝瑜伽墊在這兩小時中保護我不受傷，感恩這副身體陪伴我渡過平安。」當發自內心說完這段感謝，我才真正地領悟心、身與萬物融合為一體的能量。

我原本想將這份感動訴諸於臉書，分享給更多人，但內在有一股強大的無聲力量提醒我：「緘默是醞釀智慧的基礎。」當下便選擇以靜默沐浴在神諭中。《吠陀經》教導人們必須與大自然取得一種共振平衡，而淨化與平衡世間混亂、矛盾、不安的力量，則是出自於每一個人體內的靜默之聲。

經歷這次經驗，我的生命再次不經意地得到了一場轉化，《薄伽梵歌》第七篇教導：「你必須用神的恩典和教導，去學習一個整體的智慧……必須專注於一點，再加上不斷且持續的冥想，慢慢地，思緒會得到淨化與平靜，此時，最高的超意識便會出現。」以無私的心感恩眼前的一切，不斷不斷地練習，你必將有所收穫。

每每練完瑜伽，我會發自內心地感恩這身體帶來的健康與平安，我開始留心觀察吃進去的食物，是否節制而不過量、過多（注意，節制非節食），是否有符合我當下年齡應該吃的食物，每天的作息是否順應星辰運行，日落而息日出而做……因為感恩身體帶來的健康，反而令我更加留心如何正確地使用身體。

瑜伽是一門經驗的無私傳承，自那天開始，瑜伽課結尾的大休息時，我會引導學員在冥想中感恩身體、瑜伽墊及瑜伽教室帶來的平安與寧靜，或許，就是許許多多的感恩冥想力量，無形中供養了教室牆壁上的古印度梵字——嗡——的能量。

如果你已經開始修練瑜伽，就算沒有老師的引導，也可以自己加入感恩冥想的練習。你可以在瑜伽體位法結束後的大休息時，在心中暗暗感恩你的身體、呼吸、瑜伽墊及舒適的瑜伽教室。若能真誠地將感恩冥想當成瑜伽體位法的一部分，你的人生將會獲得一個全新的翻轉。

內在對外界事物的感恩，是一場充滿靈性的信仰典禮，《創造自己的神聖典禮》裡有一段話：「典禮是一座意念橋梁，使我們可以跨越在靈性與世俗生活之間製造出來的障礙。透過典禮的創造，我們可以使自己的靈魂自由進入物質世界，也能使意識進入靈性世界，這是一座雙向的橋梁。」

這個概念與瑜伽是相同的原理，瑜伽就是在身體和心之間的一座橋，以此橋為中心，你可以了解身心之間的共振與互存關係。身體上有許多印記都與心有密不可分的關係，心的運作更是掌握了身體的律動，一個急躁的心，他的身體必是緊繃的，而一顆柔軟的心，他的身體、甚至生活也是處在中道上。

當你在做一件發自內心且正面的事，本身便已具有相當的功德——練習瑜伽結束後，把身體與靈性當成功德，祝福空間與所有的一切，這件事本身就具有強大的能量。

我們與世間、身體都不是二元分化的，我們都是宇宙的一部分。如今，我們太習慣以競爭的比較心來處理世間的人事物，最終導致心與他人、大自然的關係不斷切割，但感恩的冥想讓我們的心投射到世間，也會讓心轉化地更加柔軟。

瑜伽中的感恩練習，是使心靈更為謙虛的功法，大家不妨把它加到日常生活中。當你開始對這世間感到忿忿不平，覺得自己懷才不遇時，請找一天，去感恩那些平常在你看來微不足道的事物，例如感恩辛苦的台電工人為你帶來便利的生活，感謝辦公大樓或住家的清潔人員讓你有整潔的生活環境……只要每天能這樣發自內心地練習，將可以更加理解佛陀教給世人的真諦——不再視眼前的一切為理所當然，以超然態度來感謝每一天、過每一天。

只要每天都能發自內心地對三個對象祝福與感恩，狹隘的觀念就會像冰淇淋一樣融化，且與世間有更緊密的融合。

❶ 這裡的「出發點」指的是尋找羅姆・高帕・穆尊達的初心。

❷ 這裡指：不懂尊重世間萬物，承受不了人生的重擔，也無法承接宇宙給予的力量。

11

魔說、邪見？照見心中的魔性

言語上不傷害他人，出於真誠且對人是有所幫助，並且長時間研讀經典——這是言語的苦行。

——《薄伽梵歌》17.15

在東方的世界——尤其是臺灣——裡，人們對魔的概念並不陌生，而且，魔與佛的關係就如孿生子般，在宗教世界、身心靈領域中緊密相扣著。

事實上，「魔」一詞是舶來品，出自於印度，原文為「魔羅」（巴利文、梵文為mara），在傳統佛教神話中，魔指的是障礙人們通往涅槃圓滿、修持善心的不善鬼神，又可稱為「魔障」。

在臺灣的佛教中，擾亂他人與自己身心修行、破壞諸善積德之事的念頭與行為，包括內心的憤怒、貪心、比較，甚至是因忌妒心升起的批評，皆可以用魔來形容，《大智度論》中載明：「**奪慧命、壞道法功德善本，是故名為魔。**」「慧命」指視修心為一種生命所需的智慧。因此，魔並不是一般宗教、宮廟口中所講，具有身形且能幻化為各式各樣形體的鬼妖魔魅。

一次，我在課堂上教導對活化脊椎與腰椎有相當助力的**半扭轉式**（又稱魚王式）P146，某位女學員因下半身疾患而無法做到位，正非常努力地克服身體帶來的阻礙。

此時，身旁一位不甚熟稔、不太清楚她身體狀況的學員突然開口說：**「我想或許妳應該減肥，讓肚子小一點，我以前也是胖胖的，現在瘦了一點，就可以做到了。」**這看似好心的建議，卻給了這位女學員心頭一個大打擊。其他學員也不知道該如何接話，身體略有不適的女學員沉默不言，這位不識相的學員又補上一句話：**「妳應該要學我，不要這麼認真，偷懶一下沒關係。」**

如果這句話不是魔說，什麼才是魔說呢？

這位學員以優於他人的我慢大肆批評別人，這已經阻礙他人的修行與精進，同時也註定她能從瑜伽中得到的助力有限了。從佛教義理角度來看，這便是一種魔說，但從瑜伽角度來說，卻不能因此抹煞掉她內心依然有的神性。

小小一間瑜伽教室內，也是充滿了各種佛與魔性的言語與行為。忌妒其他同學做出自己達不到的體位法；迷戀某位異性同學姣好或健壯的身材；自我批評、否定自己的能力，開口閉口就是：**「我做不到！」「這怎麼可能？」「這明明不是人可以做的。」「何必為難我？」**

有人帶著一顆非解脫的瑜伽精神來上課，有人為了踢館或偷學某位老師的技術而報名，有人為了尋找伴侶而來，有人強迫別人來上瑜伽課，有人則是因為風潮而追隨某位瑜伽名師……這些都是個人私欲的魔性，帶著一顆邪見的心豈能在瑜伽中找到寧靜？

在《薄伽梵歌》中，奎師那說：「在這世間上的眾生分為兩類：神聖的與邪惡的。」神聖與邪惡本就並存於人心，神聖之心是勇猛、無畏、寬恕、純淨、無憎恨及無虛榮心，具備神性的力量，而虛偽、傲視一切、無禮、愚昧，則是通往邪見的心。我很喜歡高麗普照禪師《修心訣》中的一句話：「不怕念起，唯恐覺遲。」不管是善念或不善念、佛性還是魔心，都是人性的一部分，不要恐懼任何心的升起，更不必昧己瞞心。這世間具有單一神聖或邪惡之心的人，實在少之又少，我相信以上的心性都潛藏在你我心中，端看何種因緣誘發它們出來面對紅塵。

我個人很喜歡電影《怪物來敲門》（A monster calls）中，怪物對十二歲小男生康納・歐馬利講述的三段故事，每段故事都極富吸引力且帶有強大內省力量，第一段故事講述到，一個看似富強和平的王國背後所付出的代價：

人性並存魔與神、惡與善，世間事皆一體兩面

千年前，在古歐洲有一個國家，其安定繁榮是以三位王子的犧牲換來的——為

了維繫和平強盛與人民的安全，三位王子分別力克巨人、邪龍與大法師而戰亡，皇后因憂傷三位王子的身亡而自殺，最後僅留小皇孫陪伴著睿智的老國王。

小皇孫一天天長大，他的勇猛與智慧帶給人民希望，眾人皆公認他是未來的王國接班人。在他即將成年之際，老國王續絃，娶了一位年輕的皇后，漂亮的新皇后讓老國王沉鬱多年的心再度燃起愉悅的火苗。只是，新婚沒多久國王就病了，皇后是女巫的流言於是蔓延至全國上下。

一日，國王在喝了新皇后端來的水過後，沒多久便撒手歸天。按皇室之規，小皇孫還未滿十八歲，便由皇后暫代皇孫統治王國。

皇后不願對皇位放手，企圖與年輕皇孫結褵共同治國，然而，小皇孫當時早已愛上一名農夫之女，雖然彼此的身分懸殊，卻仍然受到全國人民所祝福。小王子拒絕了皇后的要求，帶著心愛的女子連夜私奔，一日一夜後，來到了一棵千年紫杉樹（也就是劇中所指的怪物）下休憩。隔天早晨，他發現身旁的情人竟躺臥在血泊之中，已無生命跡象。

小皇孫憤怒地回到城內，對百姓宣稱皇后是一名處心積慮、預謀篡位的女巫，甚至對農夫之女狠下殺手。小皇孫發動了全國暴動，並號召怪物的魔力，一同攻向住在皇宮內的壞皇后。

另一方面，大敵當前的壞皇后卻沒有做出任何傷害百姓的事，最後，怪物在動亂之際救走了壞皇后。動亂平息後，小皇孫順理成章地登基，一直到多年後駕崩，始終都是一位萬民愛戴的君王。

康納聽完這個故事後，非常的不解與驚訝。為何怪物反過頭來營救壞皇后呢？原來，壞皇后雖有一統全國之心，卻沒有謀殺老國王與農夫之女，老國王確實是病逝的，農夫之女則是皇孫親手殺死的，他深知憤怒的民心能助他取得皇位，才包裝出這個謊言。

這個故事中，誰是好人、誰又是壞人呢？

皇后一心覬覦皇位，卻無殺人和害人之心，皇孫為了推翻皇后而說謊煽動人心、殺死心愛的女子，他是殺人犯、政治家，同時卻也是一位愛子愛民的好國王——人性是複雜的，同時居住著魔與神，沒有人完全良善，沒有人完全是邪，就如同我的信仰神——瑤池金母教導我的：「這世間沒有完全善與惡之人，真善無邪之人只存在天堂，全然邪惡就在地獄，人在世間是要學會如何掌握自己善與惡的力量，而不是去批評別人言語、行為的善與惡。」❶修行是如實看見內心的世界，觀照它、覺察它，同時學會如何控制它，帶它前往你要去的地方。

修練瑜伽的目的，是能讓我們了了分明地看見內心這兩股力量，並藉由身體培養心，讓心有能力決定該以惡或善的力量來處理人世間的一切問題。《瑜伽經》將世間一切物質分為悅性、激性與惰性三種，沒有任何物質與心性是純粹單一，都是三種元素的融合，因佔比

半扭轉式
Ardha Matsyendrasana

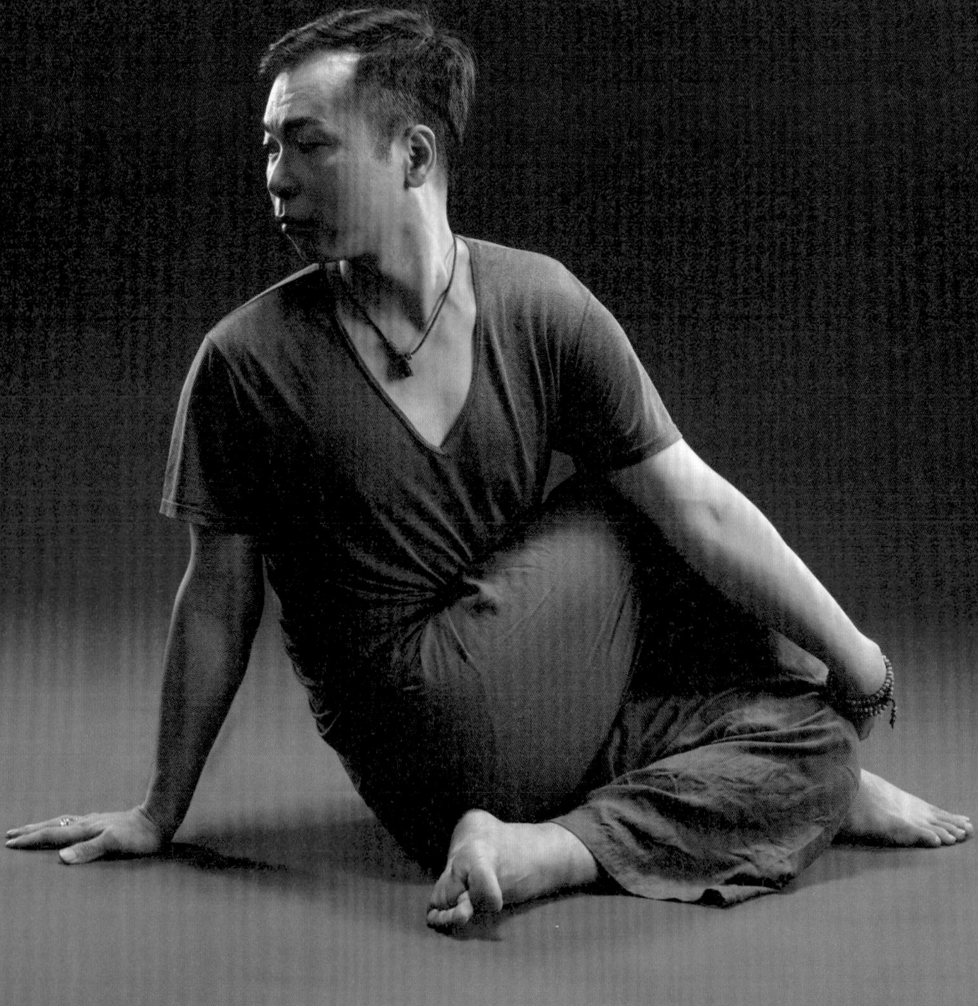

又稱為魚王式，魚王扭轉式有助於深層內臟蠕動，協助身體代謝排出體內廢物，對於有消化不良與便祕困擾的朋友相當有幫助。因它能深層刺激到汗腺，表層皮膚也會因此而光亮有光澤。

此動作是由一位偉大的印度聖人瑪慈耶達拉那他（Matsyendra）所創，據說他是人間第一位教導哈達瑜伽的瑜伽士。傳說，印度溼婆神向妻子講述此動作的祕密時，潛伏於水中的一條魚在一旁聽得忘我，溼婆神的大神通獲知此魚已全然了解此動作的奧妙之處，便將有神聖力量的水灑向牠，這條魚於是變成魚王；魚重返人間後教導後人，半扭轉式體位法才得以流傳人間，因此，此動作又稱為魚王式。

半扭轉式是透過扭轉脊椎，幫助脊椎恢復原有的彈性與最佳狀態，並強化脊椎旁的韌帶，以帶來更多血液的供給。練習魚王式能夠緩解肩部僵緊、下背痛、髖部僵硬，以及風溼性疼痛，再加上腹部扭轉幅度較大，有助於消化系統的運作。長期練習魚王式能夠刺激脊椎神經與交感神經，提高心臟收縮力、按摩肝臟釋放對人體有益的葡萄醣，激發汗腺清理體內的穢物。要注意的是，長期下背部、脊椎、頸椎損傷或職業傷害者必須在合格教練的督導下進行，以避免二次傷害。

進行魚王式體位法時須一直保持覺知脊椎向上延伸打直，腹部在規律下運作。完成魚王式後，可將意識放在眉心輪，能夠使全身能量從海底輪帶至眉心輪，提升專注力與直覺力。魚王式完成動作如下：

1.端坐地面上，雙腿向前伸直，將脊椎有意識地向上延伸。
2.彎曲右膝蓋，將它平貼於左大腿外側地上。
3.左腿彎曲，後腳跟靠近臀部（初學者或身體過於僵硬者如做不到，可伸直左腿）。
4.向左邊側轉，左手捉住右小腿處。
5.做一次腹式呼吸後，右手向上再向後延伸放在背後腰上，讓脊椎再次深層扭轉。

每一次轉換動作時，始終保持脊椎向上伸直，同時配合呼吸、切勿心急，完成一邊後再按照反向順序，將動作回復到雙腿平伸於地上，再從另一邊重複一次。

不同而顯現出不同的樣貌。一個完全悅性、良善的人，內心依然存有激性與惰性的元素，只是他懂得控制心讓彼此平衡；一個傲慢、愚昧無知、偽善之人，只是因太多因緣讓惰性的能量得以彰顯，卻不能斷言他內心沒有悅性的能量。

在此分享一段佛陀與波旬之間的故事：

波旬是根除人性良善的魔界之王，常擾亂危害想要修行之人，當波旬以大神通了解到未成佛前的悉達多太子正通往覺悟之徑，日後將傳法渡化眾生、解脫苦境，達到圓滿成佛之道時，便派遣名為愛欲、樂欲和貪欲（一說欲望、成就與悔恨）的三位魔女（一說是五位）前往菩提樹下，欲擾亂太子修道之心。

悉達多太子正入寂定，不受三位魔女的色誘與挑逗，波旬見三心無法阻擋悉達多太子的入定，便親領眾鬼兵魔將、以萬箭齊發之勢威脅悉達多太子，要他立即下座離開菩提樹，回到迦毗羅衛國去享受太子在今生應有的榮華富貴，否則將讓他萬箭穿心、死於樹下。

悉達多太子統攝一心、置若罔聞，波旬盛怒，命眾鬼兵魔將萬箭齊發，悉達多太子心繫正念，盡散祥瑞之光，護衛全身。無奈之下，波旬只得領眾鬼兵魔將回歸魔界，並放狠話說：「末法期，令魔子魔孫、魔徒入僧團，披佛法袈裟，壞其佛法！」

悉達多太子黯然不語，波旬說：「成佛之人是不說謊，但是，你也知道人的命與心的關係。」命由心造，佛陀言：「因果不虛，自做不義之事受必自斃，世間人豈能避免。」

佛陀是一位偉大的覺悟上師，其成佛之道正是克服內心魔性、點亮佛性的修習法門。佛法無垠殊勝，卻仍然受限於因果不變的循環中；波旬在哪裡？它就真實地活在我們的心中。然而，當一個人能夠了了分明地照見自心的魔性，便已力克千古年前佛教傳說中的波旬與魔女了。

這段佛陀悟道力克心魔的故事，清楚地描寫人性、魔性與佛性三者之間的拉扯，在對抗隱藏在人性的魔時，佛陀只是以禪定正念的寧靜來面對內在心魔，如實地看、觀察、接納自己內在本質的一切。與我們一樣，悉達多太子亦是凡人之身，內心存在著魔與佛，佛（覺）潛藏於小我表相當中，要喚醒內在的佛性，你要先有與它一樣的頻率，才能夠產生共振——直觀身心一切變化後，才能得到寧靜。

瑜伽八支功法——持戒、精進、穩固體位法、呼吸調息法、內斂攝心、專一、冥想、三摩地中，體位法僅是其中一支，八支功法是互相依存與互持的。而八支功法前面兩項持戒和精進，則是瑜伽的生活態度與基礎，是控制瑜伽行者的情感與情緒、與眾人及世間和諧相處的瑜伽精神。

開始修習瑜伽體位法時，心中難免會受到同學、老師、音樂的影響，尤其是初學者，在面對具有挑戰性的體位法時，心念更容易混亂得像匹脫韁野馬，四處張望，完全無法收攝一心。要克服這種現象，我這邊提供兩種方式給大家參考：

(1)將專注力完全放在呼吸上。佛陀在《相應部》裡建議弟子修行安般念時說道：「各位比丘，透過培養與修習出入息，可以產生一股定力，它是寧靜且殊勝的，它是純淨無雜質的安樂住處，能在不善的邪見念頭升起瞬間，將它消滅與平息。」瑜伽修習者要注意呼吸進出身體的長、短、粗、細：當一種體位法超過身體所能承受範圍時，呼吸會變得非常急促與粗糙；反之，肢體完全能夠掌握某一體位法的柔軟與伸展時，呼吸是長勻且緩慢。這一套技巧出自內觀法，是我在修習內觀安般念時所領悟到的，完全可以結合瑜伽體位法的修習，若能掌握這個技巧，較容易克服對陌生體位法的恐懼，進而能在短時間內熟稔全新的體位法。

(2)將「感受」放到身體最大的覺知中。把感受放到做體位法造成的痠、麻、痛、脹等等表面，例如做坐姿前彎時，大腿後側會承受最大的壓力，去感受後腿筋的拉扯感——每一個體位法都一定會帶來身心感受上巨大的拉扯與不適。這些平時我們視為不舒服且排斥的身體感受，在此時反而是最好的心靈導師，你必須臣服這些不適感，而非排斥它的存在，愈能感受到身體微細覺知的人，愈能掌握內在心思與情緒的變化。

一個沒有受過紮實瑜伽訓練的人，心思很難時時刻刻保持在無念與穩定狀態，但只要能將心念緊繫在呼吸或較大感受的覺知上，心思就比較不會跑到別人身上，邪見也較不容易升起，內心更無暇批評自己與他人。什麼是瑜伽的密法？當你準備或已進入瑜伽世界，就應該留心言語與念頭，觀察你與教室空間、每位學員之間無言的心靈互動，在在都潛藏著更細緻的瑜伽修練心法，這都是瑜伽老師在課堂上難以言傳的密法——自我觀照就是伏服魔性的練習，它具有強大的心靈力量，同時也是瑜伽的密法。

❶ 詳見《我在人間的靈界事件簿》。

12

以收攝獲得生命力量

動中直觀靜，靜中看見動

攝心，亦即收攝自己的心念，不使它忘失或散亂，也就是把心從過去境及未來境中收回來，只緣現前境之後，進一步將現前境的範圍縮小，對於現前環境裡所發生的種種狀況，雖然可能都看得到、聽得到，但是不要被它們所影響而生起情緒反應。

——聖嚴法師，《聖嚴法師教默照禪》

初學瑜伽前，我已接觸靈修很長一段時間了，在我的經驗中，從靈修跨越瑜伽領域，絲毫沒有違和感。在靈修中，我看見的是一種自我要求、自悟與觀照的修行法門，它與瑜伽有一個共同點——了解自心的運作，再從身體探索察覺到外界事物的脈動，進而感受他人的心。

雖然靈修被許多神鬼傳奇包裝過後，顯得十分神祕，但它確實是一條通往心的路徑，因此，靈修若少了通往內在的自悟，很容易會被不了解它的人架空在一個遠離人心與社會的鬼神信仰中。

那麼，看似完全不同的心與身，又要如何合一呢？這正是靈修中難以體悟的心法，靈修與瑜伽都以身體為修行路徑，不同之處在於：靈修靠個人領悟的心法甚多，較難透過文字、言語傳遞給後人；瑜伽已在世間留存了千萬年之久，有許多理論與經驗輔助宣說珍貴的心法，讓後人能較為快速的領悟，進到身心合一至入「梵」的世界。

身體可細分為肉身、意氣身及種子身，覺知身體的存在屬於較為粗糙層面，例如健康、美麗、健壯、曲線，以及身體的柔軟度、肌耐力等；然而，體位法只是途徑，而非終點，再美麗的體位法終究無法帶來內心的寧靜。要想看見並消融體內的情緒、念頭，鬆綁對感情、物質的執著，就必須要進入意氣身當中。透過瑜伽的修練進入這一條祕徑，你唯一能攜帶的照明配備就是——如實觀照。要想「看得清」，你必須先訓練覺知力，沒有覺知力，這一顆照明配備就不會光亮。

想要照見心及控制心所營造出來的種種善與不善心，說容易也不是那麼容易，許多正信宗教、修行法門都會教導從身體為路徑切入心的觀察，正念靜坐、冥想、拜懺、數息、念經都是一種路徑，瑜伽也是。

瑜伽藉由訓練觀察身體（動）進而捕捉、覺知到心念（靜）的流動，久而久之，不僅能夠控制身體，也能掌握心的脈動——心才是身體與人生真正的主人。瑜伽雖然不談論改命、補運，卻也在練習瑜伽時一點一滴在重組未來的人生藍圖，然而，這只是進入瑜伽世界的第一步。

在泰國希瓦南達瑜伽導師班的最後一週，按照慣例，印度瑜伽老師在早晨的體位法訓練中會帶領學員做二至三回禮敬太陽的傳統**拜日式**P158，然而這一次，在三回拜日式結束後，助教絲毫沒有停下來的意思，五遍……十遍……

我暗暗猜想，助教應該會停在二十一遍，沒想到，二十一遍過去了，助教依然沒有放慢速度，體力與速度早已經跟不上，助教的口令卻比平常更加快了n倍：「exhale、inhale、exhale、inhale……」

超過二十一遍後，我已經不想去想之後還要再做幾次才能停止，我的體能完全瀕臨臨界點，內心轉折相當複雜，疑惑、期待、失落、憤怒……助教不按牌理出牌的教學，瞬間擾亂了我平靜的心，勾引出內心的魔性，心中幾度跑出魔聲怒吼著：「你到底夠了沒，老子不想做了！」我看見一股非常強盛的怒火正在體內蠢蠢欲動，我的理性拉扯著快滿到脖子的怒火，有幾度根本想要直接躺平，不想再理會助教的口令，然而幾次深呼吸後，我還是再次跟上口令。

在拜日式中直觀靜與動之間的共存能量

在那一次一再重複操練太陽拜日式的過程中，我隱約間「看見」動與靜之間的能量在運作。

我的身體、靈魂、覺知似乎被太陽拜日式分離了——我的身體正在操練，我的覺知完全進入到寧靜之境，而靈魂正處於兩者之間的交界。此時，我心中萌生了幾個念頭——我在做什麼？我是誰？誰又在動呢？

我放下一切感官、情緒，完全放空進入寧靜狀態，彷彿死亡而脫離世俗似的。就在這瞬間，全身的怒火瓦解了，我體悟到動與靜並存於心。誰綑綁你的心？誰約束你的行為？一切都是心所幻化。

這念頭升起後，呼吸、靈魂、意識便完全進入靜的狀態，我看見太陽拜日式與宇宙之間的融合能量。我的身體隨著助教的口令，做著它應該有的行為，直到結束。生命中的一切都是動，你不可能不行動，而瑜伽教導了我一個深層的人生哲學：人必須學會在生活的一切行為當中保持一顆寧靜的心。

靈性大師——米海伊．奈馬曾說：「生命是向內聚集，死亡是向外分散；生命是結合在一起，死亡則是摔成碎片。因此人這個二元論者，就懸盪在這兩者之間。因為人只會透過分散來聚集；只會透過拆開來結合。當人處在聚集和結合的狀態，他就是遵守律法而得到生命的獎賞；當人處在拆開和分散的狀態，他就是觸犯律法而得到死亡的苦果。」❶

這位大師口中好似繞口令的話語便是在教導人們，心向外奔馳是一條不歸路，唯有收攝心的混亂、保持平衡，才是解脫之道，而瑜伽所教導的精神便是合一與專注，也就是一條心靈解脫之徑。

《薄伽梵歌》第三篇中說，人不可能用不行動來達到人生完美臻至，更不能不做任何事情——因為世界的法則就是一場不停的運作。大地、空氣、植物、天氣……每天都不停地運作著，身為人，豈能沒有行為？我們所要超越的是，在行動中不帶傷害他人、自己及世間萬物的私欲；我們必須在動中保持靜，不帶強迫他人、傷害他人的私欲，就只是去做，這就是行為瑜伽，也是一名真正的瑜伽行者。

就只是做你想做的事情，不帶任何私欲的去做，如此一來，宇宙必能回饋你相對等且不匱乏的人生。

修練瑜伽有一層更深度的意含：降伏與駕馭身心的種種不善心性。《薄伽梵歌》說：「誰能夠在活動中直觀靜，在靜態中看見動，如此便是智慧，儘管他在世間仍有作為，但他已經處在全然的超脫中。」

在人眼中，靜與動就是兩個迥然不同的事物——就像天與地、黑與白，然而，千年前的《薄伽梵歌》談論的動與靜，與老子的陰陽學說有著異曲同工的核心思想。動不只是躁動與急進，它有著容易覺察與捕捉的意思；靜不完全指止靜，而是不易觀照的現象——肢體的流動永遠緊繫著心念，你可以分別將它們當成外在（動）與內在（靜）的表現。訓練自己的感覺能夠時時刻刻在任何一境感受到另一境的能量，這就是合一；合一並不是跟誰做任何事物連結、融合，在當下的動或靜中，感受另一種潛藏的能量，就是合一。如此長久下來，心會變得愈來愈寬闊，接納更多不同於己見的觀點。

瑜伽是實證經驗的真實傳承

從希瓦南達瑜伽導師班回到臺灣後，我對傳統太陽拜日式的接受度較大了，初期不太喜歡拜日式，是因為我的腦袋裝不下十二套體位法，永遠都會搞混它的前後順序。經歷了無數遍拜日式對身體與靈魂的洗禮後，我已經能夠與它融合為一體，也使我更加深刻地感受到瑜伽的內在力量——我發覺靈魂再次進入另一個轉化層次。為了持續希瓦南達瑜伽的能量，回臺後，每天早晨就算沒辦法操練一小時的瑜伽體位法，至少也會以三至五遍的拜日式做為一天的開始。

之後，我在「深層內觀瑜伽」課程中再次見識到拜日式的神奇力量。那一次，我安排學員體驗一百零八遍拜日式——其實這對教學者而言也是一項挑戰，除了必須熟記十二套呼吸與體位法外，引導學員的指令速度及頻率都得像事先錄製好那般穩定，還要記好已經進行到哪裡、第幾次了……為了讓課程能夠順利進行，有整整一個禮拜的時間，我每天都會在家演練這一百零八遍拜日式。

因此，一開始帶領大家做的時候非常順利——帶領整體學員做多遍的拜日式，程度與素質維持一定水平是相當重要的。然而，當次數來到了三分之一左右，便開始有人擦汗、暫時停下來喘息，我可以明顯感受到他們在精神與體力上開始跟不上進度了。當身體的體能與精神瀕臨臨界點，言語的力量能更容易在靈魂留下印記，於是我跟他們說：「你可以自行

拜日式

Surya Namaskar

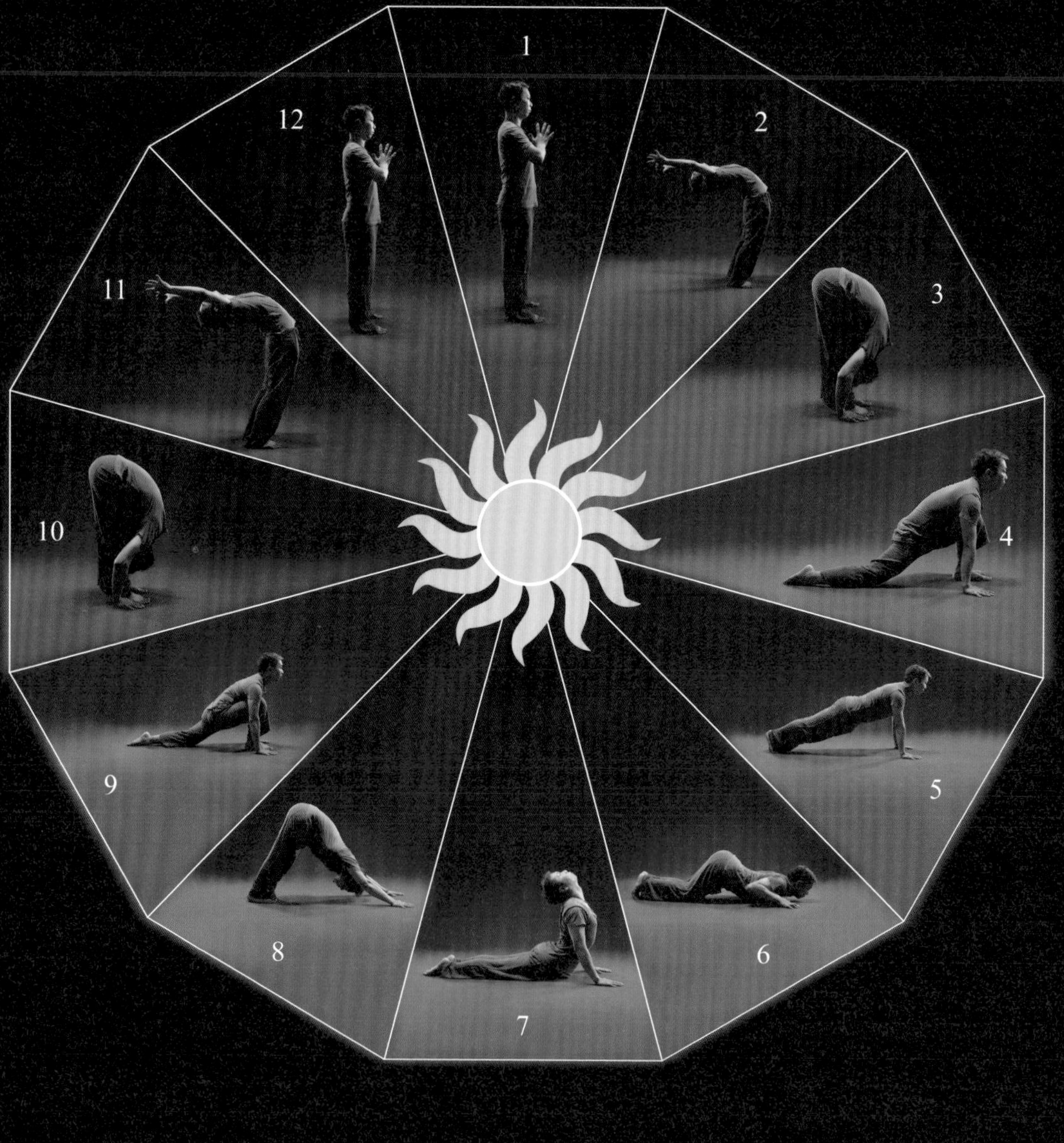

拜日式是一套共計十二式的串連體位法，是許多瑜伽初學者必學的入門體位法，許多瑜伽課程會把它當做課前的基礎暖身運動，我自己在教學時非常喜歡使用它，也會視學員的身心狀況、特質，在拜日式上做一些微調來強化學員的身體與心靈。

拜日式是練習瑜伽體位法結合呼吸的入門，在練習希瓦南達瑜伽拜日式時，每一個體位法均需嚴格地配合呼吸法——體位法搭配呼吸是瑜伽的入門基礎，瑜伽的練習有助於體內中脈亢達里尼的昇起，這必須仰賴長時間且規律的呼吸法配合體位法；因此，當你開始接觸瑜伽時，找到體位法與呼吸之間的協調感是必須的。

拜日式的由來已不可考，算是各瑜伽派別中共通的體位法，不同派別會有些微的調整與改變。傳說拜日式是古印度戰士必練的體位法，能夠強化脊椎柔軟度，對肌耐力、平衡感也有很大的幫助，古印度戰士每天早晨在練習拜日式時，會再配合觀想太陽光進入身體中心的臍輪（或太陽神經叢輪）——約在肚臍與胃附近。臍輪與探索世界的驅力有很大的關係，又能夠淨化身體與心靈，再加上它與內在的意識、自尊與責任有關，強化它有助於分辨外界事物的危險及提升求生的敏感度。此外，拜日式中的每一個體位法都包含了刺激強化不同脈輪的能量，因此，常有人將拜日式稱為瑜伽之王（也有人說頭倒立式為瑜伽之王）。

決定放棄或繼續，瑜伽跟人生一樣，都建立在一次次的選擇之上，就算不做，世界也不會因為你的停止而停止，一百零八遍也不會因為你的喘息而中斷，做了就是你的，不做，你什麼也沒有。」不知是受到我言語的刺激，還是受到整體能量的影響，原本進度落後的幾位學員又陸續跟上了腳步。

當一百零八遍拜日式進入到後半段，我可以從每一位學員的身體表現察覺到，很多人真的已經疲憊到快放棄了，拚命擦拭臉上滴下來的汗水或淚水，但從他們的表情，可以看出他們真的很想要完成這一百零八遍終極太陽拜日式——只是他們的心還需要一點點燃料來加以激勵，於是我以嚴肅的口吻提醒學員：「不要讓身體欺騙你，瑜伽就是一趟學會克服身體與心惰性的修行，回到呼吸，不要去想未來（剩多少遍），你唯一能做的，就是無念……去感受拜日式的動能！」

我的言語似乎成為學員的動力助燃器，原本一張張失去光彩的臉又燃起了希望，他們的身體能量又再次融入整體規律的頻率中——人的一生當中，小我會不斷冒出來，告訴你做不到、放棄、你累了，要你享受人生、追求你所有沒有的事物；唯有駕馭了它，你才能當生命的主人。

當一百零八遍拜日式即將進入尾聲時，整間教室悄悄且緩慢地瀰漫一股令人不舒服的氣息，我嘗試分辨這是汗水味或無形能量，卻因必須分神注意學員的身體狀況、數數、下指令，一時之間，還真的無法分辨出那股氣息的源頭。

隨著時間的推移，那股氣息由淡薄轉為厚實，有幾度濃烈到令我不自覺地打嗝或咳嗽，身體的自發性反應很明顯地要將那股氣息排出我體外。

還沒有回過神來，更神奇的事情再次在我眼前出現：幾位學員的身上竟然散發出淡淡的汙濁氣絲，緩慢地凝聚成一團氣息。答案已在我眼前浮現出來！當所有學員全神貫注在拜日式時，身體的脈輪、經絡逐漸達到疏通，那就好像一條多年未清理的汙穢水溝，經過太陽曝曬洗滌及大量水流清洗後，慢慢回到它原本應有的樣貌，這就是古印度拜日式的不可思議力量——活化脊椎。

要疏通七脈輪，達到身體淨化與靈魂轉化，必須不帶一絲雜念地操練體位法，此時無念便會產生力量，朝向阻塞的脈輪與經絡。為了達到靈性提升與身心淨化，在做體位法時必須保持專一的精神，才能由最低的脈輪逐一向上控制。

我觀察著這些汙濁氣絲，它們在教室裡久久不散，甚至有愈來愈多的跡象，所以在引導拜日式的同時，我走到門窗旁將它們完全打開，讓空氣得以流通，再輔以純植物、天然的艾草熏香，讓沾黏在空間內的氣息由濃密轉為淡薄，最後消失在空氣中。我再細細觀察每一位學員的氣色與身體，雖然一百零八遍拜日式確實令他們身心疲憊不堪，但最後在做大休息攤屍式時，每個人的呼吸都很平緩，氣色也相當好，紅潤而有光澤，足以證明，古印度瑜伽拜日式不單只是達到身體的健康與養生，更是一套促進身心能量平衡的修行法門。

許多學員事後跟我分享做一百零八遍太陽拜日式的心得，有的人到了後期根本是帶著滿肚子怒氣完成的，有的人則愈來愈滿懷敬意，還有人在過程中不斷萌生放棄的念頭，然而，不管他們曾抱持什麼樣的心態，當一百零八遍拜日式來到最後時，許多人都掌握了瑜伽的精髓——**無念、專注呼吸、感受身體所帶來的動能。**

宇色的瑜伽心法傳承

人們常常想追求身心平衡所帶來的生活愉悅，花費大把鈔票上了許多課程後卻仍徒勞無功，瑜伽教導你的身心平衡，反而是最簡單的一條路徑——專注與集中。瑜伽八支功法中的第四到第六功法（呼吸調息法、內斂攝心、專一），是建立在體位法之上，非常明顯地，古印度瑜伽智者就是在提醒我們：做身體訓練時，呼吸的調息、內斂攝心不放散、專注於一處，才是真正修習瑜伽的路徑，如此才能繼續完成最後兩個階段——冥想與三摩地。

體位法不單單是折腳彎手、扭曲著身體做出高難度的動作，只要是符合持戒、精進及穩固的肢體，生活中的任何肢體動作都可稱為瑜伽。你將心收攝在身體與心念中，不再去貪愛世間得不到的愛情、財務、肉體享受，就可以稱為瑜伽。當你站在擁擠的捷運與公車上，觀察呼吸是否受到人群干擾而急促，你臉部肌肉是否有因旁人的汗臭味而不自覺緊縮，脊椎、骨盆是否因生活勞累而鬆散歪斜，心念是否又開始不自覺地評斷別人……這些非常細微的統攝力量都是瑜伽精神的一小部分。瑜伽的力量並不是在進入教室才發生的，它是你決定帶著什麼樣的態度離開瑜伽教室、落實於生活。現今很多人進到瑜伽教室是為了追求大汗淋漓的身體快感，但那已背離瑜伽精神，失去了瑜伽完整的深度與內涵。

瑜伽之所以流傳千年，並不是因為它的體位法，而是人在體位法中專注與認真後，所綻放出來的健康與光彩。

當我們在瑜伽教室與生活之間搭起一座橋梁，那座橋梁就是瑜伽的精神——收攝內在的力量，一旦保持這樣的態度與平衡，生命就會開始綻放前所未有的光芒，生活得以獲得正向改變，身體也能從內到外開始煥發出美麗色彩。

❶ 摘自《米爾達之書》，一中心出版。米海伊・奈馬被公認為黎巴嫩的頂尖詩人之一，並躋身二十世紀最偉大的靈性作家之列，其三十一本著作在阿拉伯世界皆被視為經典。

13

不可思議的合一力量
人人內心皆潛伏著神性火花

身體的姿勢必須是精確的，並且由頭腦、心和身體之間緊密而持續的合作來維繫著。……在正確的姿勢中，我所有的中心都統一和連接了。……思想更加自由，感受也是如此，它現在更為純淨，不再那麼貪婪。它對某些東西有了尊重。

——珍妮．迪．薩爾斯曼，《生命的真相，第四道靈性大師葛吉夫的教導》

二〇一六年，我請了一位以教導阿南達瑪迦瑜伽體系為主的女老師來到工作室進行為期兩日的瑜伽課程，教導「梵咒瑜伽與音聲科學工作坊」以及「脈輪淨化之瑜伽心法特邀講座」，在第二天的課程中，她分享了一段古印度瑜伽梵咒[1]——baba nam kevalam，以及關於它的神奇故事：

一年，她獨自遠赴尼泊爾旅行，到某家商店閒逛時，與店家老闆閒聊到冥想與打坐。這位印度老闆就這樣對打坐產生了興趣，當下便請求女老師一對一地在店內教他打坐的技巧；然而她畢竟是女性，實在不方便初次見面就跟男性近距離接觸，便以趕行程為由，婉拒了熱情的印度老闆。沒想到，隔天印度老闆竟追到她下榻的旅館，一再央求她教他打坐冥想。無奈之下，女老師跟他表示等到她兩天後從外地回來再說——一方面是緩兵之計，一方面她確實有離開市區到尼泊爾其他聖地的計劃。

不料，兩天過後，女老師從其他聖地回來時，方走到旅館門前不遠處，便看到印度老闆熱情地在向她招手。她只能帶老闆到尼泊爾某處的湖畔，細心教他瑜伽冥想及咒語，正當兩人沉醉在baba nam kevalam的古印度梵咒中時，一件神奇的事發生了。

女老師梵唱完畢後睜開雙眼，發現眼前的印度老闆竟然淚流滿面，眼淚完全浸溼了他胸前的衣襟。

還未等到女老師開口關切，印度老闆便哽咽地向她表示自己從來不曾經驗過如此奇妙的事，當他在冥想中不斷唱誦著baba nam kevalam，整個人的意識被一股如同母愛的力量吸了進去，將隱藏在深層的苦完全拔了出來，這種感受是他此生從未經歷過的。

課程中，她彈著吉他，熱情地教導學員唱誦baba nam kevalam，再將梵咒結合一段阿南達瑪迦瑜伽派別特有的高士基舞，大家完全沉浸在古印度梵唱與舞蹈中。高士基舞不只是一種舞蹈，它的功能是淨化、平衡人體左右腦與活化脊椎。

領受梵唱的心法是將意識放空——大腦不能有絲毫念頭，要完全放開身體的束縛與約束，如此古印度流傳千年的梵咒力量才得以進入脈輪，進而淨化靈魂。瑜伽最神奇之處在於，放開大腦以無我意識操練著身體，悟境得以在當下開啟。

原以為課程就這樣結束了，想不到之後陸續收到學員的心得分享。有人說，跳著高士基舞唱誦baba nam kevalam，梵唱力量令他的身體與大腦意識完全放開，積壓在內心無限的苦瞬間從胸口宣洩；另一位學員的經驗更不可思議，這場高士基舞意外地開啟他體內的靈動力量，他在課後感受到有一股性能量與衝動，在下體隱約流動著……這是因為baba nam kevalam梵咒神奇地敲醒了潛伏在身體深處的力量，而這股力量是修練瑜伽、朝向天人合一的修法中必然覺醒的力量與過程。

——艾揚格

每個人的內在都潛伏著神性的火花，瑜伽使之熊熊燃燒。

亢達里尼是一條純淨無瑕的能量波，任何二元念頭都會分化它的存有，放掉心中多餘的恐怖、不安以及種種有為控制欲，才能讓它自然流動。心愈無念、無罣礙，此股力量必會朝你應走的脈輪、左右脈流動，不論它是亢達里尼、拙火或靈動，均顯示此時此刻你的靈魂與身體正在經歷轉化期。

感受到體內有股性能量的學員問我，是否這就是靈動或亢達里尼甦醒？

「有觀察到嗎？當你在跟我講話時，什麼事都沒有發生，只有你擔心時它才存在，你此時應該要化解你心中的恐懼，而不是弄清楚它是什麼。任何一件事，都會按照它應該有的步調運行，亢達里尼、元神覺醒、靈動……不論用什麼樣的名詞去定義它，它就只是出現在應有的時機。」我看著他逐漸放鬆的表情說，「你對神秘學的探索充滿興趣，也花了相當長的時間去研究它，玄冥經驗本就伴隨著這些領域，為什麼當它出現時，你卻滿心恐懼？」

遇到這種情況，又該如何因應？我以靈修與瑜伽過來人的經驗要他訓練呼吸、保持平靜心，不去妄想此能力，一切順其自然，以平常心過生活即可。印度瑜伽大師斯瓦米韋達說：「心靈修行是獲得心的力量，尤其是修亢達里尼的人，追求外在事物的欲望會轉化為對內心深處的探索，整個人的身心特質都會變得不同。」❷

我用希瓦南達瑜伽導師班總教練問我的問題反問他：「你要將這股力量帶去哪裡？（意指生活該如何開展）」他沉默許久，我請他不用急著用大腦思考出答案，人生中有許多事情，只要保持緘默，生命必然會在需要時開展其光輝。

兩千五百年前，佛陀教導後人不對未來產生期待，對當下一切平常心看，將所有心念集中於一處——我個人認為，這是處理發生於身體的神奇經驗時，較為中道與柔軟的方法，同時也能避免因為妄念而導致身體走火入魔。

關於亢達里尼修練，不同門派有不同的傳承與看法，印度一代聖哲拉瑪那・馬哈希其實也談論過亢達里尼的修練觀點。

拉瑪那從不建議追隨者修練亢達里尼瑜伽（Kundalini），他認為這種修練是沒有必要的，反而很可能會練出毛病。他同意亢達里尼靈力和脈輪的存在，但他說亢達里尼靈力通到了頂輪，也不會帶來證悟，因為最終的證悟是此靈力必須要超越頂輪……他主張，只要參究自我就能自動把亢達里尼靈力送到心輪，所以他認為不需要因此而特別去修練為了喚醒亢達里尼而設的瑜伽派別[3]。

喚醒亢達里尼能量為許多瑜伽士所夢寐以求，有人更視其為瑜伽終極目標，但我個人仍相信無為的力量，生命最終會朝向它應有之路前進，最重要的心法是——你以什麼樣的態度與觀念控制它。近二十年前一場無預警的靈動後，我走上了靈修之路，能與神鬼接觸、跑過無數宮壇與寺廟，這些經歷被許多靈修人視為母娘恩典、神蹟的路，我的內心卻更加了解到，再多不可思議的經歷，仍無法引領一顆心走向寧靜，神祕經歷不等於解脫，它只是一顆點綴了生命的小小星光，卻未能如月亮、太陽般永恆不墜。我雖為人解答靈修、跑靈山、修行的疑惑，但我充其量也就只是以前人的身分分享實修經驗，並不能帶領任何人解脫，真正要達到不再輪迴的力量，仍然在每個人自己身上。

許多人學瑜伽、修行，都希望能夠得到特別的神蹟、喚醒亢達里尼而獲得神通，其實真正該要落實的，應是樸實生活與寧靜內心——說實話，這真的是相當不容易的課題。你可能讀過通靈、靈修相關書籍，或許也涉獵過瑜伽士探尋靈性的故事，有人看見神明、有人進到神的世界，還有很多人自稱能創造神蹟……但請你務必將它拋諸腦後，否則只會阻礙你走向解脫。

你的心在受到干擾時仍能安住嗎？你隨時讓身體保持柔軟嗎？遇到不平與困境時，你能夠時時刻刻感恩嗎？離開瑜伽教室後，生命有因而改變嗎？這一連串的反思，都在考驗你的心是否真正在瑜伽之中，都在檢視你有沒有以正信的態度來面對修行。

瑜伽，是走向靈魂與意識合一的路，在這條古徑上，我們的身體和靈魂常會不經意發生些小小的意外插曲，以佛教精神來說——「無論發生什麼事，那都是唯一會發生的事。」而這些，在在都考驗著我們的平常心與智慧。

宇色的瑜伽心法傳承

不管是靈修或修練瑜伽，想要開啟體內神祕經驗的大門，都有一個共同的特徵：先通過身體與心靈的淨化，再進入到轉化階段。「淨化」，並不是字面上的洗滌或清洗之意，倒比較像是相互合作以達到平衡；「轉化」則是將幾個不同的元素重新組合。這樣的概念與西方靈性上的鍊金術相似——內在靈性鍊金術是透過實修經驗與想像力，對內在靈性加以鍛鍊。因此，想要獲得神祕體驗的第一步就是淨化身體與心靈，等滿足一切條件後，兩者就會自動進入轉化階段。

想通過淨化走入轉化，其基本條件是奉獻與犧牲，奉獻是將生命交託出去不再執行，犧牲是將心頭與身體最寶貴的事物捨棄。《薄伽梵歌》第五篇提到，當一個人將感官、思想與靈感都棄絕後，超意識會自然不經所求地出現，它是一種純粹的喜悅與快樂。棄絕、犧牲不是你所想像的那般苦修，必須拋夫棄子、捨棄珍貴的金銀珠寶，甚至遠離人群進入山林草叢中過著獨居生活，我反而認為，重點是在捨棄人與人之間不必要的言語與太多物質享受，走入內心的寂靜之徑，這聽起來或許簡單，但要真正落實在生活中並不容易。

瑜伽是透過呼吸、體位法與專注來整合與改善心靈與身體的元素，以淨化並微調我們看待生活的態度；生活態度看似與靈性成長無關，卻是啟動靈性神祕經驗大門的基本條件——任何一件發生在眼前的玄祕經驗，其背後都有一套自我約束的生活態度在運作著。

瑜伽是一套生活美學，欲將瑜伽與生活做結合，最簡單的方式就是聆聽修練瑜伽後發自內心的直覺聲音。在修習瑜伽的同時開始聆聽身體，它會告訴你應該微調的生活態度，當你隨著這一道悅耳的直覺聲音前行，便是把自己放到早已鋪設好的靈性軌道上。

觀察生活中多餘且沒有必要的行為與言語，嘗試帶著較醒覺的瑜伽（合一）意識觀察自己一整天的生活：

滑手機、看臉書是否超過閱讀時間？談論八卦佔用了一天多少時間？將議論他人是非當成生活調劑？是否吃進太多不健康的惰性食物？在工作與生活上是否過度消耗了身體機能？

當你開始意識到這些生活細節，並從細部一點一滴改變時，當下的改變便會與靈性及瑜伽產生一致性，這才是你真正要過的生活。不論學習瑜伽到何種階段，也不用理會瑜伽動作多麼健美柔軟，只要你能聆聽直覺的聲音前行，就已經在享受前所未有的神祕經驗了，不用去期待、羨慕別人身上那不可思議的奇蹟！

❶ 梵咒的力量就宛如一道清澈卻又厚實的火能量，能夠喚醒體內沉睡已久的記憶與能量，從潛意識中直穿意識層，甚至能夠帶領人的靈魂進到超意識。

❷ 引用自《拙火瑜伽・史上最奧祕的生命的原能》，探索・三部曲出版。

❸ 引用自《走向靜默，如你本來》，橡實文化出版。

14

在瑜伽動與靜之間體悟宇宙之美

隨時都是修心的時機

我們本性的「動」與「靜」是同時發生的；這意謂著天堂、涅槃或其他對究竟實相的描述，並非我們將來死後才能神奇地到達的境界，而是此時此刻當下即是；我們只不過是被心「動」的一面蒙蔽住了。

——馬克・列維特，《開悟日記，通往終極實相的旅程紀錄》

我常會在「深層內觀瑜伽課程」後提醒學員別忘了把自己的東西帶走——包括在課程中學會的東西；不過，常有學員誤以為我指的是體位法，其實我真正要提醒的是，心與身體、呼吸的合一。真正的瑜伽，是能夠從教室、老師身上帶走一些觀念，並在生活當中力行的精神。

其實，我不是每天都會花好幾個小時練瑜伽。每一天，我花很多時間閱讀、靜坐和寫書，每週也有固定的授課、要處理個案的問事，以及華人網路心靈電臺的錄音、剪片，偶爾還會上電臺接受採訪……我都是在生活空檔間練習瑜伽體式：以單盤腿進行閱讀與寫書，矯正坐姿並預防脊椎歪斜；飯後在椅子上做金剛坐姿，活化胃經，幫助腸胃蠕動，促進消化，刺激下肢血液回流；在家中看影片或工作告一段落，會練習一系列訓練肌耐力與肌肉持久度的站姿瑜伽，例如**棕櫚樹式**P174或**樹式**P176。

練習瑜伽的合一，無處不在，無處不練。我在煮飯時，會觀察烹飪時心的脈動，心有一直在鐵鍋鏟子上嗎？臀部、肚子是否有收縮，不應該出力的肩膀是否有放鬆？洗澡沐浴時脊椎、骨盤是否歪歪斜斜？打電腦時骨架是否有端正？

只要你有提醒自己，身體就會自動對焦不妄為，就像正在閱讀這一段時，你很可能會不自覺地坐正、脖子拉直、縮小腹（我可沒有「他心神通」，能夠窺見你的一舉一動），這是觀照所造成的身心力量。

瑜伽是從轉化內在性靈達到外在一境

許多人到了日本，無不被它充滿禪風的廟宇所吸引，在這些建築空間裡，靈魂隨時隨地都能感受到「禪學」的神祕力量。

二〇一五年，我到日本仙臺市、山形縣自助旅行，日本天臺宗靈地山寺的立石寺就建在一大片原始叢林中，鬼斧神工般地融入大自然的靜穆中，一小片停留在石板上的落葉、潺潺流水聲、素描般洗練的寺廟，營造出虛實交疊、若隱若現的空靈意境，置身其中，就連吸呼都變得更加深層，靈魂已然沉浸於其中的境界，難以自拔。

棕櫚樹式

Tadasana

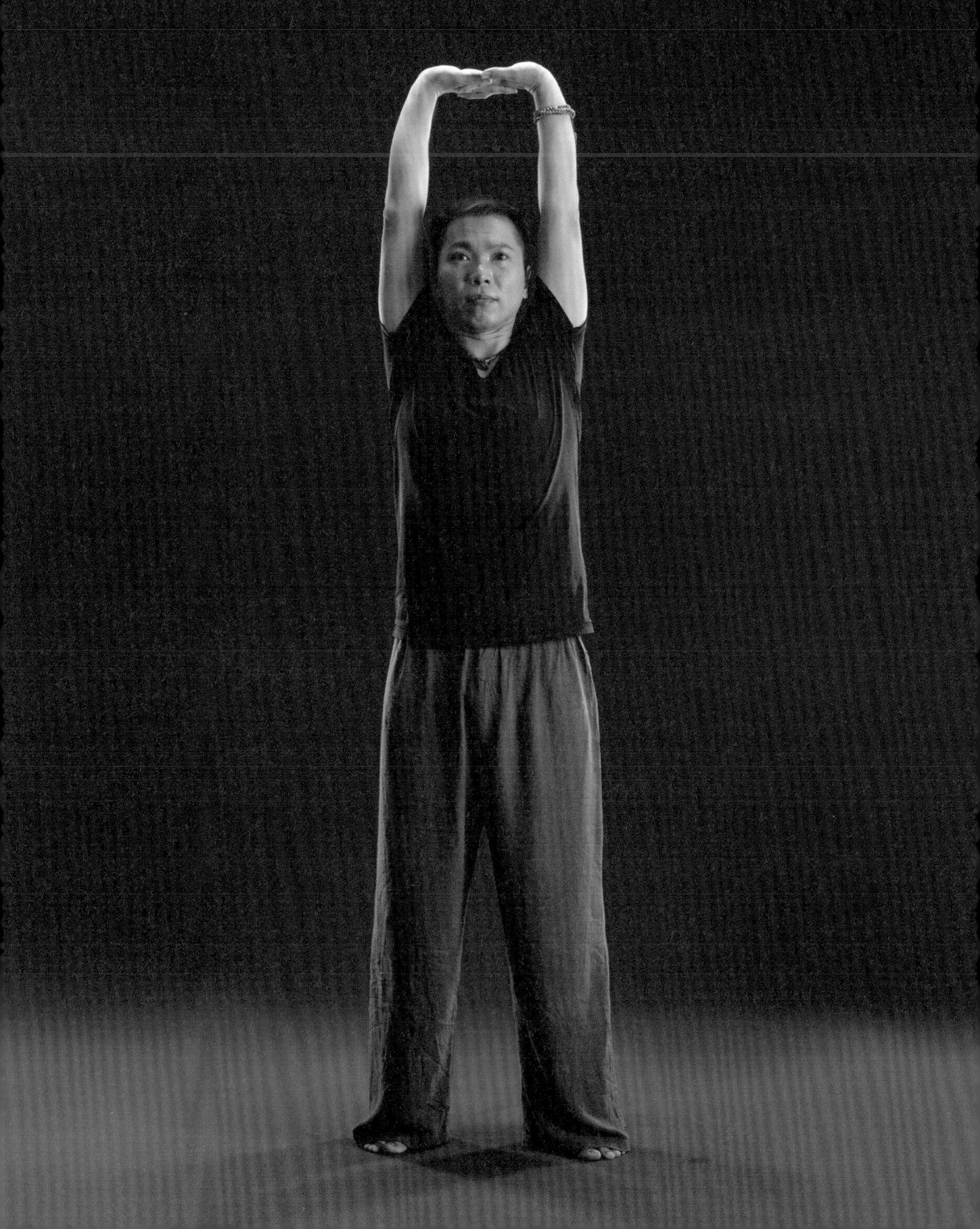

棕櫚樹式是瑜伽山式的延伸，有助於強化與延伸脊椎力量，拉伸全身的肌肉，避免下背與坐骨神經相關疾病。過程中需搭配深層腹式呼吸，能刺激體內筋膜，促進血液循環與活化淋巴腺代謝。

做棕櫚樹式時，十指交扣，掌心向天空無盡延伸，脊椎必須完全出力開展，待穩定後再緩慢踮起腳尖。這個動作得在身體完全平衡的情況下方能做到位，在練習時可以將專注力放在觀察鼻孔呼吸的進出，或是鎖定眼前牆壁上任何一處，並且緩慢且深層地做著腹式呼吸。

這是一個極度挑戰平衡性的體位法，有助於淨化大腦思緒，減輕大腦負擔與緩解疲勞。棕櫚樹式不單對脊椎有很大的助力，配合腹式呼吸後則屬於瑜伽體位法中消化道淨化法之一。為穩固身體平衡，初學者需將覺知置於海底輪，有助於完成整體體位法，待身心靈完全平衡時，則可以嘗試將專注力轉移到眉心輪，專注力的置放點端視每個人的平衡與穩定度。

樹式
tree post

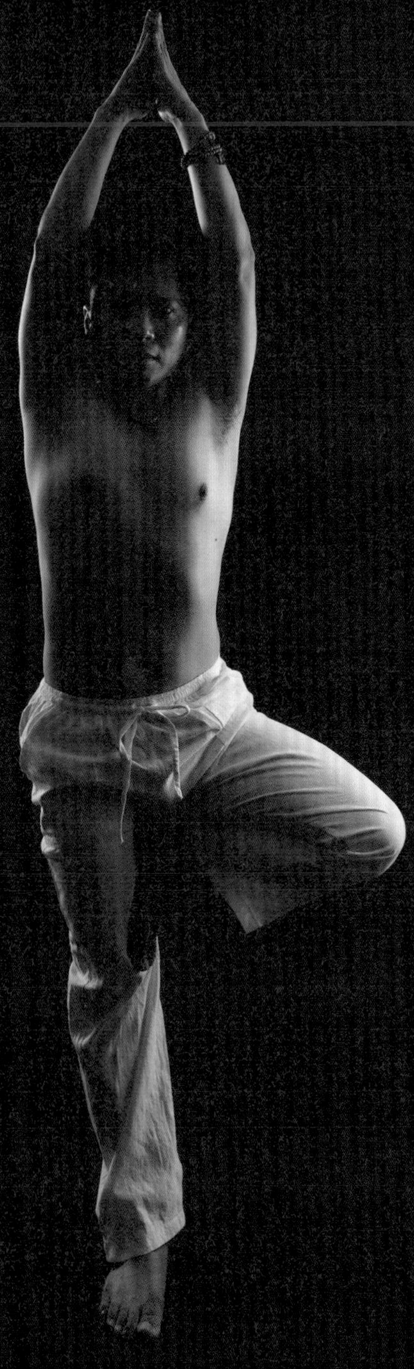

樹式以平衡、合一與穩定下盤為主，此外，髖部柔軟度也是完成樹式的必備條件之一。在髖部不夠柔軟的情況下，下背部會過度彎曲，使骨盆傾斜而失去穩定感。

樹式是融入冥想最好的體位法之一，可想像背部有一能量由骨盆經過脊椎、胸椎、頸椎，再直線貫穿百會穴，此時身體會依靠冥想而有力地支撐住，保持中立平衡。同時，臀部與大腿肌肉緊縮亦有助於下盤穩固。

當身體開始產生疲憊、倦怠且缺乏活力時，樹式能喚醒體內蟄伏的力量。將全身想像成一棵穩健的大樹，單條站立的腿如同樹根向下扎根，有源源不絕的能量從地面、經由脊椎向上運輸，向下扎根的腳掌可以從大地汲取養分，補充全身能量，使血氣充盈全身。

相信很多人一走入日本禪風古寺，腳步、呼吸、聲音都會不自覺放輕、放慢，深怕一不小心就踩碎了它的古意寧靜。禪意無需言語，它本身就具有力量，能溶解生活中的難題。營造這充滿禪意的庭院，是為了方便淨化心靈達到空無？抑或已身處冥想而將禪意融入生活？我相信兩者之間沒有清晰的界線。將紅塵俗世中的生命難題，視為一場虛幻夢境而不罣礙於心，是所有修行的最高次第，而一名瑜伽修習者較難體悟的境界，就是將瑜伽精神融入生活當中。

《薄伽梵歌》中，奎師那對阿周那說：「能在萬物中看到我，同時從我看到萬物的存在，如此之人我必永不會離棄，他也必定不會失去我。」當中的「我」既指奎師那，也指梵，同時也指一個人的內在神性；「他」則指凡夫俗子。印度瑜伽哲理是將一切外在實境視為內在世界的投射，它沒有內外與二元之分。你見實景是禪，你已經是禪；你見一草一木與你皆是宇宙的一部分，你已經融入宇宙當中。身心不受空間、時間的約束，才能完全看見神性，因此，奎師那才會教導阿周那說：「中道且不偏頗地看待身邊所有的人——愛人、朋友、敵人；沒有不關心也沒有不懷善意（沒有好與壞的心態），也不論他是親人、旁人、好人或壞人。」此人已經具備神性，內心沒有他物，世界的一切皆是梵的一部分，也是梵全部。這樣的見解次第，絕非閱讀文字所能體悟，你全然進入瑜伽並奉行它的精神，才能一點一滴捨下二元分裂（對錯、善惡）的觀點。

充斥著禪意的寺廟讓人體悟到一體神性，至於瑜伽，則是轉化內在性靈與外在達到一境，你必須嘗試將看似不同的內外事物融合，才能真正體悟到修心的真諦。在古印度《奧義書》精神中，身心的苦行只是為了達到心靈解脫而做的準備，瑜伽的基礎就是建立在內在意識的控制，若選擇以靈修為淨化心靈的路徑，不論你身處何境，隨時都是修心的時機，觀照行、住、坐、臥皆向內收攝，也是一種瑜伽精神。

一次課程結束後，學員跟我分享一件以瑜伽力量避免陷入傷痛的真實故事。前不久，學員一位輩分較長的女性朋友往生了，這位女性朋友多年來一直對他們一家非常好，將他們幾個晚輩視為自家小孩對待，是個善良又熱情的人，所以當她在家中聽到這位長輩過世的消息時，一時難以接受，傷痛感急湧而出，她決定以禪定瑜伽平衡心中的悲痛，而不是以哭泣面對已成事實的死訊。

漸漸地，悲傷從心頭流逝，之後幾天，她已能勇敢面對這個事實。在喪禮中悼念時，她的心境能如此平靜，都要感謝這一段時間瑜伽上的修練。我告訴她，任何修行都不可能立竿見影，都是用精神力與願力交換而來。平時對何處奉獻生命、給予力量，生命無常與苦難出現時，你所付出之處必給你力量——這是就是宇宙的法則。

瑜伽的停歇、流動與大自然是一脈相通

在「深層內觀瑜伽」課程中，正式帶學員練習體位法前，我一般都會先安排一段二十

分鐘的靜坐冥想，淨化心靈以達到寧靜，逐漸將該週不停在世俗打轉的心安住下來。冥想過程中，我會引導他們嘗試將所有不屬於當下的事物送出門外，讓它停留在應該在的地方，當下就只是靜靜端坐在瑜伽墊上觀察呼吸。當學員按照我的引導去做，就已經浸淫在古印度瑜伽的精神當中。

課程結束後，我也會再提醒大家，不要忘了隨時把干擾自己的事物推出心之外，讓心保持一定的純淨，下次上課時別再讓不潔事物佔據心頭並帶來教室了，那不是一名好的瑜伽修習者會做的事情。

選擇瑜伽成為一種生活修，並不是要成為一名沒有情感的人，反而是將瑜伽視為可以自由伸展的平臺。在這個平臺上，要清楚明瞭此時應該遵守的中道言語、行為與念頭。每一個瑜伽體位法，都要在訓練中時時刻刻覺察當下細緻的身心變化。

身心變化瞬間無常，就如同人生戲碼，你不可能停留在同一動作太久，也不能一直力求變化多端，瑜伽的停歇、流動與大自然是一脈相通，也是一種美感。在這動靜間保持覺醒，學習接納，不要執取、貪愛任何一方，要能夠完全融入動靜二者之間，才能獲得宇宙最大力量。佛陀不也時常教導我們，接納眼前一切的順、逆境，讓心安閒自在的徘徊在無常中？瑜伽精神更是如此，它以身體為媒介，透過體位法與呼吸法的學習，最終會有一道力量從心口湧出，進入世界，千年護守瑜伽精神的神明，終將帶領你的心悟證內外本就是一體的實境之美。

全神灌注當刻，它就是你的天命所在

做一個體位法，不在於完成它的全部，而是留心每一個肢體動作的細節，看似單一的動作，其實都可以拆解成無數的體位法。舉例來說，一套完整的**三角扭轉式**P182，可以先練習**騎士式**P184、**英雄二式**P110或站姿三角式後（Trikonasana）後，再變化到三角扭轉式，唯一的前提就是，你的身體細胞與肢體記憶能夠百分之百穩固地完成每一個動作。

瑜伽修練的要訣——別總是急著完成不熟悉的動作，能將每一個姿勢穩固地放在地板上，遠比你完成高難度的動作更加重要。大家務必在每一個定點處停歇及穩定呼吸，同時去感受體位法與靈魂之間的平衡共振，在兩者之間找到平衡力量。這層瑜伽的精神與生活哲理是相同的，不要急於活在未來而忘了每一刻生活的穩定，每一步都要紮實不妄為，此刻宇宙的力量已在你身上展現。

將瑜伽非暴力精神融入生活美學

我也曾為了一個高難度的瑜伽動作大傷腦筋，不論多麼努力想完成它，結果總是不盡理想，最後搞得自己筋疲力竭，不得不放棄，還換來滿心的懊惱與挫折。

慢慢的，我意識到一個重要的瑜伽性靈訊息：非暴力。瑜伽是在非暴力下完成一切；

三角扭轉式
Parivrtta Trikonasan

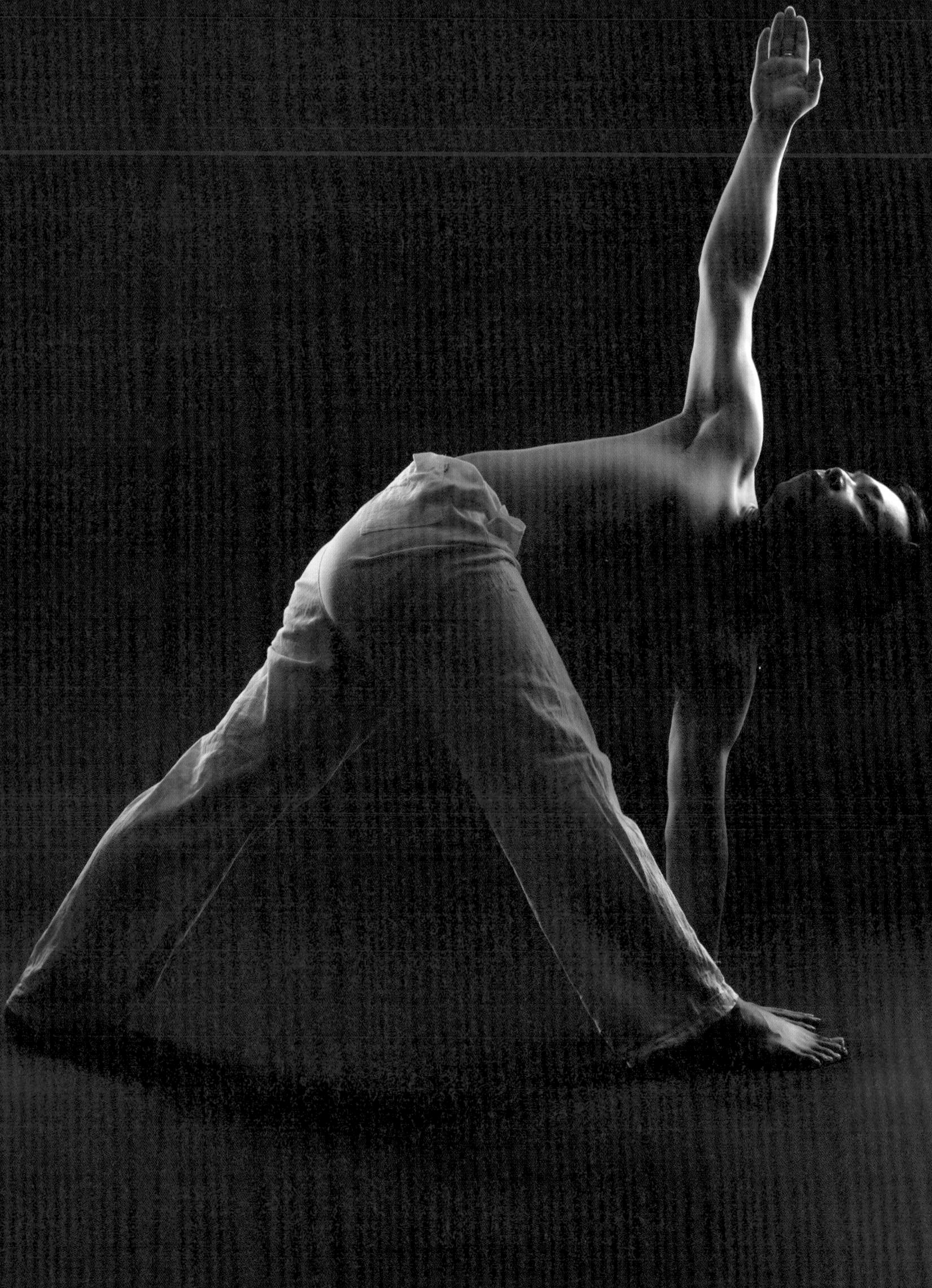

三角扭轉式是由三個三角形所組成。在幾合圖形中，三角形代表穩定、紮實且具平衡感，因此，完成三角扭轉式必須完全運用到髖關節、肩部、胸膛與膝蓋四者之間的協調平衡，再加上脊柱與腿後筋的完美延伸。

三角扭轉式活化的脈輪相當多，初學者為求穩定，可先將專注力置於腿後側的肌肉，同時雙腳要紮實地踩在地板上，隨著訓練增長，可以將靈性點置於臍輪，臍輪掌管自信、活力與包容力，刺激臍輪能平衡你的物質匱乏感。由此可知，完成三角扭轉式的同時，能平衡身體進而連結身心靈的力量，也能擴展與社會的脈動。

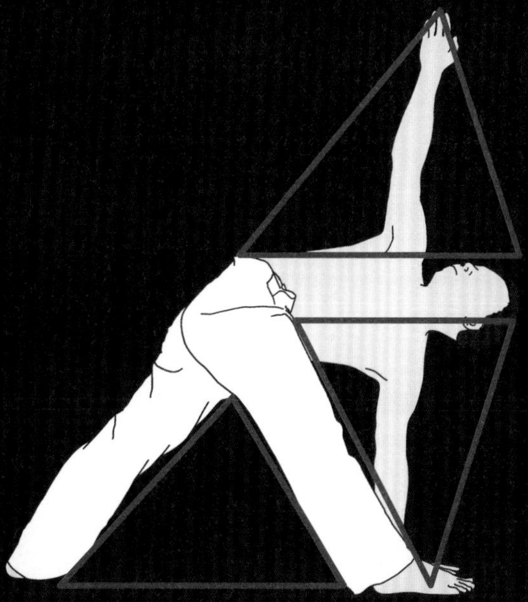

註：以圖為例，完成體位法時若左手置於右腳內側，是三角扭轉式；若左手置於右腳外側，是深層三角扭轉式。

騎士式

Ashwa Sanchalanasana

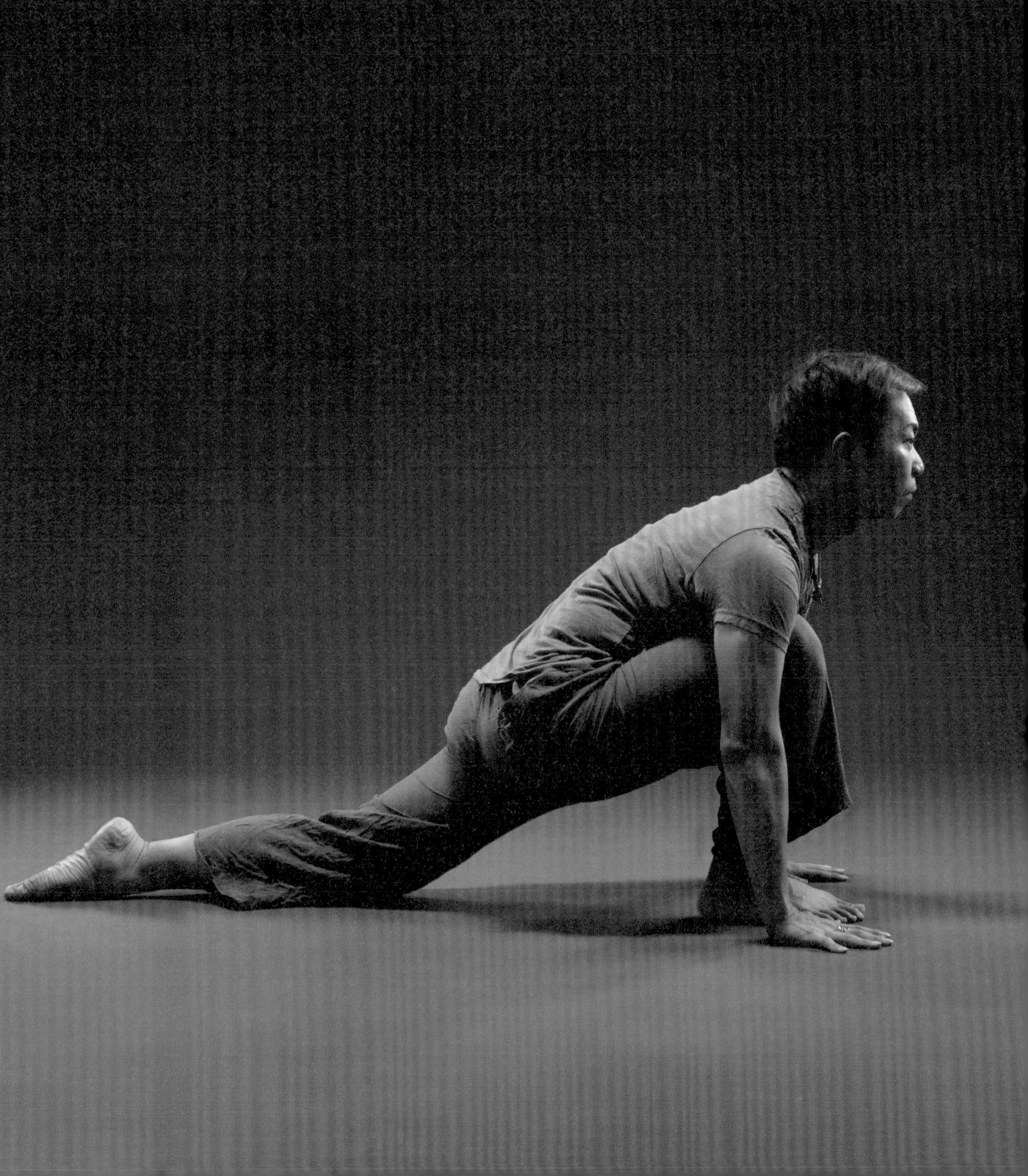

如果你想嘗試較有挑戰性的三角扭轉式，不妨先做幾回騎士式，將脊椎完全延展、髖部放鬆後，再試著做三角扭轉式。以右腳向前跨的騎士式變化到深層三角扭轉式為例，先將左手放到右腳外側，右手再順勢向後延伸輕放在地上，再將髖部、下背部緩慢地向上移動，扭轉腰部之後保持平衡，再將後腳膝蓋離開地板，如果感覺後腿與髖部延伸有困難，便表示你的肢體細胞尚未熟悉從騎士式變化到扭轉三角式，不妨多練習幾回強化與延展脊椎、髖部的體位法。

以右腳向前的騎士式為例，雙手必須打直緊貼在地面上，左腳儘量往後伸，在完成動作後，雙手掌心、置於地面的膝蓋與腳背，以及前腳腳底平均地支撐全身重量。騎士式到位後，再清楚地將覺知置於脊椎，想像有一道力量不斷地伸直延展，眼睛向前看，專注力置於眉心輪——俗稱第三隻眼。持續練習騎士式，能夠矯正坐姿與站姿不良導致的軀幹不正，強化眉心輪也能讓心更加地安住在生活當中，不容易受到外界事物的干擾。要注意的是，膝關節、髖部與足部踝關節有受過傷的朋友，要特別留心，切勿過度延展。

暴力不單是指攻擊性的行為，當心存執著、負面想法，或是以強力的手段達到目的，那就是暴力了。你應該是在每一個能夠完成的動作上努力達成，而不是以暴力的信念去完成做不到的動作。

在古印度哲理中，瑜伽有一層意義是——安穩且舒適的。當我領悟這個道理後，便不再執著於超過我能力的高階體位法，而選擇盡力完成能力範圍內能做到的動作。有趣的是，這樣過了一段時間後再回頭練習，卻能輕而易舉地完成當初無法做到位的體位法。其實，所有的瑜伽體位法都不是獨立的，它是不同的體位法接續後的結果，高難度體位法（例如**獼猴式** P188）都是由幾個簡單的動作串連組成——任何一個體位法皆是如此。

當你意識到瑜伽這層生命哲學並實踐它，會體悟到生活本身就是一場不停歇的串連。在每一個體位法中，你的內在眼睛可以很細緻地觀察到身體內部結構，例如：雙腳是否很沉穩地在瑜伽墊上？脊椎有延展伸直嗎？這些非常細微的部分，就只有你自己才能夠真正觀察與體會。

當你學會留心身體的細微處，同樣也能細細地觀察生活中的細微之處，不輕易讓它流逝；相反的，當一個人不太在乎自己的身體與健康，在食物的挑選上也就不容易節制，生活步調與環境可能也是一團亂。

宇宙、大自然與身體，三者之間必定共存，專注且認真地投入所有精力完成每一個瑜伽動作時，你的精神力已經在勾勒未來的人生藍圖。每個人都有一張像八字流年的「人生地圖」等待我們去拼湊完成，我相信它是存在於生命當中，但它絕不是拚命求神問卜就能獲得，「藍圖」顧名思義，是在完成每一個當下後才能一步一步地構築而成。

撰寫本書時，我原本報考了一場國家考試，卻無法將專注力同時分散在兩件事情，我相信宇宙永遠在恰當時機安排最好的事情，所以最後選擇將考試暫放一旁；我內心不會感受到任何牽掛，既然寫書的靈感在此時湧現，就順應它去專心完成。萬物皆與心相映，事物的本質就是心的本質，你所投入的信念決定了事物的力量；每一本書都有靈魂，你專注在閱讀當下，感受到書的力量，敏銳度較細緻的讀者，隱約間也能感受作者透過書本所傳遞的靈魂。當你注入一切力量在一件事情上，你已經賦予它你的靈魂力量——瑜伽精神是穩固地完成當下每個動作，只做好眼前每一件事情，不去妄想未來；這也是生活美學態度。

瑜伽八支功法中的前兩項——持戒與精進，若去除掉宗教的意含，持戒就是清楚明瞭不可為，精進則是努力去執行可以做的事。持戒建立在不傷害自己與他人，精進與提升性靈、智慧與覺醒有關，融合這兩者來說，可解釋為「如實存在」——日常生活中所說的話、行為、信念是否如實，即誠實看待自己的內心世界，同時看見自己的不足與超過。

我十分鼓勵你帶著滿滿的瑜伽平衡感進入生活，當你以此心來看待生活，將能取得某一種身心的平衡。

舉例來說，在工作場所中所說的話是否太多與不必要？與人相處上所說的言語會造成別人的不悅嗎？你會以一顆歡喜心傳遞內心的感受嗎？一天當中專注力是停在外界或留在身

獼猴式
Hanumanasana

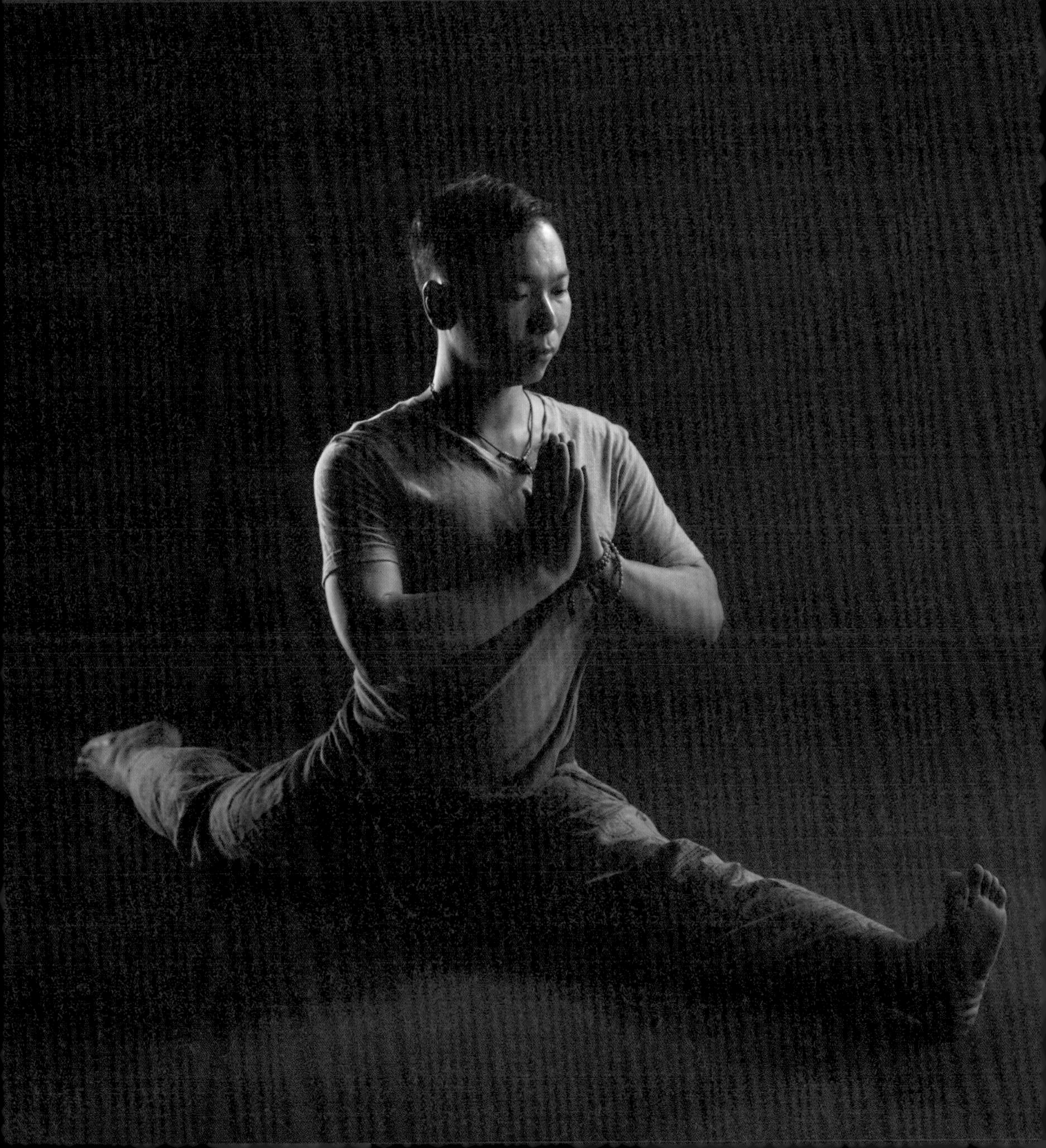

獼猴式屬於瑜伽進階式體位法，完成獼猴式需要非常柔軟的下背肌肉、髖關節。此動作在一般人眼中看來或許會覺得非常的酷炫，其實它不見得適合每個人練習。至今我仍然懷疑有多少人能在沒有太大拉扯感的情況底下完成獼猴式，畢竟將兩條腿硬生生劈下去，要說一點都不痛也是騙人吧？當你在逐步做到獼猴式前，要以心的力量平衡筋骨痛楚，這是要有強大的專注力與堅毅才行。長年練習獼猴式時，有一段期間我的骨盆有一點歪斜，後期我花了相當長的時間，利用其他簡單且能夠調整下背與髖關節的體位法才改善了骨盆問題。

我甚少在課堂上教導獼猴式，一方面我並不認為它適合每個人的骨骼架構，另外，雖然獼猴式能夠觸發海底輪，增強存在感與肯定自我的能量，但有其他較簡單且容易達成的體位法也有相同的功能。如果你想挑戰獼猴式，建議你可以多做幾回英雄一～三式、天鵝式、頭碰膝式等等，柔軟髖關節後再來嘗試獼猴式，想必會有更大的收穫。

在最初練習時，大部分的人很難讓雙腿呈現完美的一字形，建議你可以先單腿向前，另外一隻腿屈膝向後面延伸，感覺鼠蹊部沒有太強烈拉扯即可，停留三到五分鐘後再換腳，重複幾回後，髖關節會較柔軟。另一個可以逐漸進入完全獼猴式的方法為：先穩固地完成騎士式，再將前腳逐步地向前滑動，鼠蹊部拉扯最大處就是你髖關節的最大極限，停留幾分鐘後再換腳。

我必須強調的是，我不建議讓別人強拉你的前後腳完成獼猴式——除非你想藉此去看愛慕許久的外科醫師。你無須對自己的身體施加暴力，暴力之下的「達成」都已經失去了瑜伽精神。瑜伽精神一直強調非暴力的言語與行為，如果你以中道、非暴力的心在學瑜伽，你的骨、血、細胞都會充滿非暴力的柔軟，你的生命也必是如此。

上較多？一天當中有多少時間留意身體端正、不過於歪斜呢？以此瑜伽精神來貫徹生活小細節，瑜伽體位法會在不知不覺間成長與突破，生活的美感與豐盈度也將能不斷擴充。

「一個具有明辨是非的心及虔誠信仰者，就是一名善良之人。」奎師那說，「人的信仰與他的本性息息相關，事實上，人就是由信仰造就而成的。」真正了解瑜伽的老師，會教導你走上身心的平衡，讓你明白瑜伽精神甚於強健體魄。不要將專注力停留在物質世界太久，修習瑜伽時更要不斷探究瑜伽精神與體位法的關係——一旦你奉行瑜伽精神為生活準則，就是擁有良善信仰的人。

瑜伽（合一）精神適用於所有人，它教導心與世界的連結，回歸心才能維繫生命平衡。記得，無論你跟隨哪一位瑜伽老師、瑜伽派別，進入瑜伽，就是一條發現自我、傾聽身體的修法旅程。

宇色的瑜伽心法傳承

真實環境中，修練瑜伽的場所隨處可得，廚房、浴室、房間，甚至在等公車、坐捷運時，都可以不受限制地練習瑜伽——我並不是要你在等公車時做樹式、炒菜時將腳放在流理臺上，或是在洗澡時練習各式各樣的體位法喔！

瑜伽在全世界都非常火紅，瑜伽教室常常人滿為患，想讓瑜伽老師多花一點時間在你身上有點難，所以你必須處處留心自己的身體，畢竟這副身體是你終生的靈性載具。

練習體位法時，多留心肢體在移動時的小細節，以及心所產生的變化，例如哪個部位在體位法伸展時，讓你感覺特別不舒服？它連帶影響你內心升起什麼樣的念頭？你可能會意識到平日的肢體施力點不平均，也可能會突然憶起曾經在感情上刻意掩蓋的創傷——專注於身體感受時常會無意間開啟靈性傷痕印記，我在希瓦南達瑜伽國際導師班上見過好幾位女同學做體位法時淚滿衣襟，她們表示，當完全專注於體位法的練習時，原本以為已經遺忘的過往無意間便從胸口宣洩了出來。

再則，也可以觀察每個體位法所需的出力點是否到位，雙腿用力向下紮實地踩在地板上、肚子隨時吐納做深層呼吸、關節與肌肉是否用力過猛，或者不應該出力而不自覺地使力。做瑜伽時，相較於其他人，你「可以」也「必須」更加了解身體的運作，這些身體內部非常細微的觀察與調節，往往比表現在外的肢體更為重要。

16

身心合一的喜悅
讓亢達里尼能量在體內流動

每一個神話故事都和生命的智慧有關。神話協助個人和社會統合、社會和大自然統合……以西方的神話為例，它是基於二元論概念的神話：善和惡、天堂和地獄。因此我們的宗教便較具備倫理色彩——原罪和贖罪、對和錯。

——《神話的力量》，喬瑟夫・坎伯（Joseph Campbell）

瑜伽行者深知如何不依靠外力、運用技巧平衡身心的負面能量，這些技巧大多與控制身體讓性靈保持規律運轉有關。古印度瑜伽傳統認為，每個人體內藏著健康與轉化靈性的祕密，透過對身體的觀察，不僅能更加了解自己的內心世界，還能具備重寫未來的能量。

身體每一天都在經歷無數次生死輪迴

瑜伽的力量確實與身心健康、個人成長大有關係。根據佛教教義，留戀物質世界、貪愛金錢的眾生，在六道輪迴已經打轉無數世。六道指天人、阿修羅、人類、畜生、餓鬼、地獄，你既可以視每一道為有情眾生投生住所，也可以將六道濃縮在體內，代表著六種面向的情緒——慈悲、貪婪、無明、貪愛、執著與癡迷，我們時時刻刻都在小六道輪迴中打轉，受到這六種負面情緒干擾。往生後下一世何處去，端看心中六道哪一道的力量較大。

每個人的內心都有這六道種子，不同情緒引導著我們陷入相對應的能量。當某一道的習氣過於強大時，便應該回歸平衡，避免陷入太深。我深信，六道輪迴、天堂、地獄，既是真實世界的實境，也是心境。無論身處何種環境，若內心平靜喜悅，往生的另一世界必將是天堂；若內心充滿煩惱、不足、忌妒，日後的投生去處也不會在極樂世界。

《薄伽梵歌》中奎師那教導阿周那，肉身是體驗人生與痛苦的場所，如欲不再陷入輪迴的靈魂意識，就要以旁觀者立場看待發生在身體的一切感受。要拋開負面能量的影響並自如的駕馭身心，從瑜伽修練來看，不斷強化心的力量便能消融身體對心的束縛。心裡有無法跨越的屏障時，從身體切入反而較容易；曾有一次，我對未來莫名地升起一股強烈的無力感，再加上身邊幾件難解的事，心臟彷彿被緊緊掐住，胸口異常鬱悶，一連數日不想外出面對人群，對一切不再有興趣，甚至幾度萌生輕生念頭……糟糕的是，內心不愉快的頻率引來更多的問題，一時間惱人之事全部湧上，寫書、開課、演講、電臺主持，生活瑣事像毛線球般糾纏在一起，持咒、念經都無法化解心頭的濃厚黑影，身心的穩定、平衡感完全陷入泥沼，這種混亂表現在身體表層，導致呼吸粗糙不流動、肢體異常沉重、思緒難以聚焦。

所幸，我在一次冥想中進到深層意識而醒覺到，真正的源頭不是事件本身而是

「心」，**是心念創造了一切，事情只是按照它應有的步調出現，我要解決的不應該是事件，而是黑影**。對現實存在感薄弱，有可能是生活重心太過追求靈性，過度強化體內頂輪、眉心輪與喉輪，也可能是生活太忙碌，精神、體能、專注力一直在物質世界打轉，導致海底輪、生殖輪、臍輪過度耗弱。姑且不論這無來由的低潮所帶來的能量是一種傷害或有其他意含，我倒是很明白這讓我有機會認清當下的心靈世界——莫名的無力感往往來自身體的警訊與生理抗議，我必須再次與它合一，取得平衡。

儘管身心處於不平衡的狀況，日子還是要過下去，我只能帶著沉重心情與步伐走進教室。然而，低落的情緒不斷干擾我的思緒，導致原本排定的體位法教學順序全部亂掉，最後，我決定放棄大腦的理性思維，將課程交給身體自發性的能量運行。

在沒有事先編排下，體位法順著體內亢達里尼能量流前行。我隱約感覺到，此時亢達里尼能量流帶動的體位法，是以化解內心負面能量為主，保持著前後與上下開闔的一致性。亢達里尼能量流引導身體做出**下犬式**P196伸展脊椎後，便會快速地變化出一系列非意識下的體位法，自發能量引導我的呼吸配合體位法做出深層腹式呼吸。我的意識脫離身體，完全鑽進亢達里尼能量當中，與宇宙意識融合為一體。

為了顧及學員的學習，我不得不刻意放慢速度，但這並不影響亢達里尼能量流的引導。一串完整瑜伽體位法結束後，原本包覆整個人的負面能量團逐漸瓦解散去，一掃身心積存多日的灰塵，逐漸吸收到生命之能。身體與心靈本具有自行修復的機制，但一般人常忽略或根本不知道如何去啟動、運轉它，而讓負面情緒一而再、再而三地糾纏肢體和心靈，最後成為壓力、緊張、疾病的奴隸。

學習瑜伽後，我的收穫很多，除了柔軟度變好，長期的腰痠背痛也得到改善（曾骨折，還有因姿勢不良造成的坐骨神經痛），過去總不定期要找推拿師傅推拿，被整脊弄得唉唉叫，但不做又不行，否則便會全身痠痛、腰沒力，連腳也站不久。在練瑜伽和靈動中，改善狀況真的很明顯，讓我已有好長一段時間沒有腰痛到無法起床。此外，也常有學員分享，在練習瑜伽後精神變好、體力變佳、睡眠品質也得到改善，整體健康狀況更上一層樓……

身體就有心理的密碼

身體清楚記載著人一生的印記，歲月在我們身上刻劃出一道道痕跡，讓我們無法逃避發生過的事；創傷會造成身體機能受損，並隨著時間推移而使肌肉組織、骨架產生永久性的失衡。在我的瑜伽課程中，有很大部分學員無法順利完成**平衡式**體位法P198，部分原因出於下半部能量不夠穩健、紮實，此時我會特別安排較基礎，能夠強化下三輪——海底輪、生殖輪與臍輪——的體位法來練習，例如**優雅式**P200、**拜月式**P202等。

一次，我在課程前的熱身中安排了一些較細部的平衡體位法，例如**踮腳合掌式**P204。一位學員在這肢體動作上抗衡許久，遲遲無法順利完成它，臉上也逐漸露出陣陣不安的神情，

下犬式
parvatasana

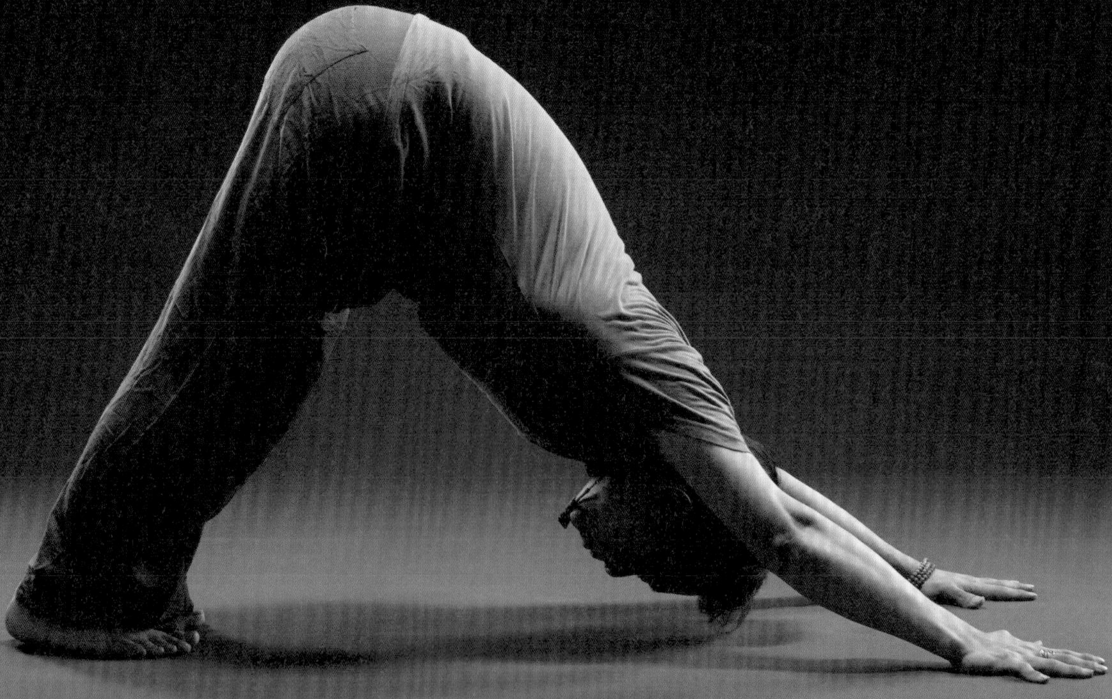

下犬式又稱為山式，是瑜伽最常見的體位法之一，也是許多瑜伽課課程前用來熱身、伸展的體位法。下犬式並不是複雜與困難的體位法，一般人均可練習，且受傷機會非常小，在下犬式中停留五至十個深度腹式呼吸，也能夠紓緩胸悶、氣鬱。人體每天在行進間、站立時大量運用到下半身，長期下來大腿與小腿後方肌肉處於緊繃狀態，再加上在坐姿與站立時忘了保持脊椎挺立，在髖部歪斜與脊椎鬆散的情況下也容易造成下半身的壓迫。簡單的下犬式便能夠開展緊繃的腿部後方肌肉，讓脊椎延展到最佳位置，還能強化四肢與背部肌肉，同時刺激全身血液循環，尤其是對長期肩胛骨疼痛不適的人，可以達到紓緩疼痛的效果。長期練習下犬式有助於鍛鍊手臂與腿部肌肉，可以積累日後練習高段體式法所必要的能量。

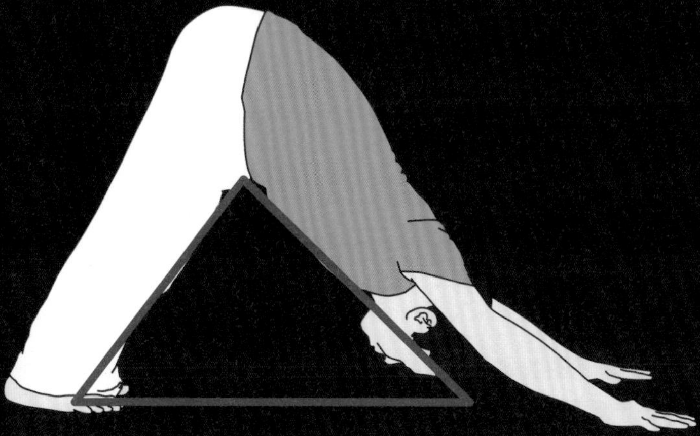

下犬式完成式是將雙腳併攏、臀部抬高，頭部置於雙手中間，讓身體與地面構成一個三角形，就定位後十根手指頭用力開展，有力量地支撐地面，這個細部的姿勢能夠讓背部脊椎更加地延長。在體力還可以負荷的情況下，不妨做三至五次腹式呼吸後止息五至八秒，有助於排出體內積存的穢氣能量。在靈性覺知上將專注力置於喉輪處，有助於開展人際關係與溝通能力。

單腳平衡式
Eka Padasana

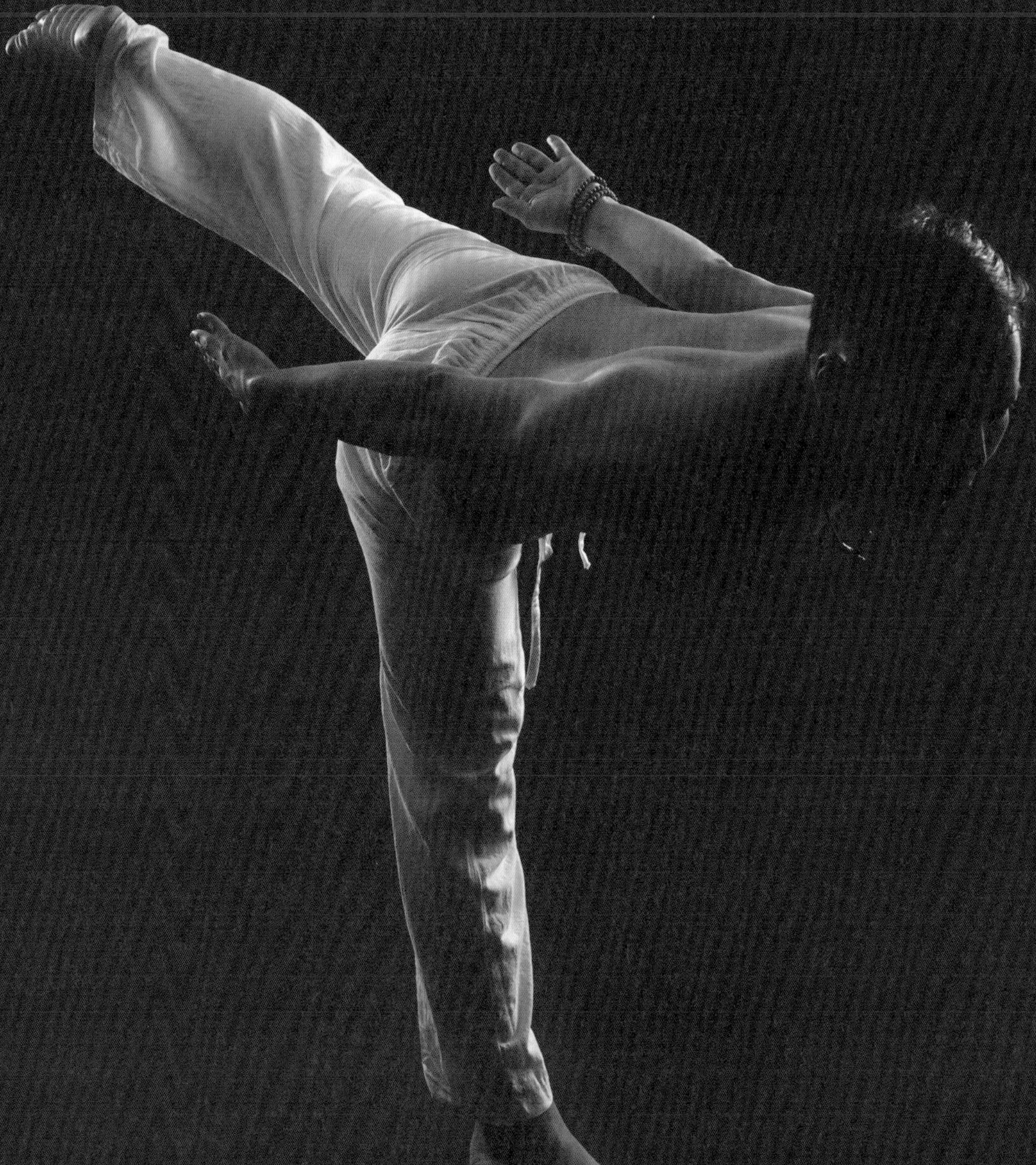

單腳平衡式是由英雄三式變化而來（英雄三式是雙手向前延伸），著重支撐在地面上那支單腳的股四頭肌。在完成前，重心完全移到在地板上的單腳，紮實地完成動作後，再將專注力移轉到頸椎、脊椎，再到凌空單腳。
單腳平衡式除了訓練雙腿力量，也會連動運用到腹部核心肌群，要完成此動作，必須將小腹縮緊，使背部與左臂保持同一高度後，再逐漸抬高空中的單腳。英雄三式可以刺激胃部、擴張受器，有效抑制掌管食欲的神經，持續練習它可以降低食欲，同時還能強化膝蓋功能。

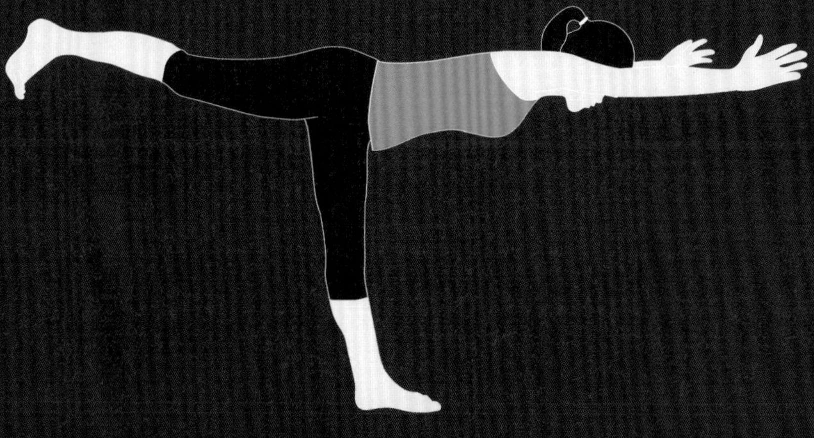

先完成英雄一式後再彎曲單腳膝蓋，身體向前傾斜，背部保持一定程度的挺直，再將身體往前移動，逐步將單腳膝蓋伸直。初學者不宜在英雄三式（單腳平衡式）上停留太久，建議約莫三十秒左右便可以換邊練習。平衡式的基礎來自於下三輪，在能夠輕易完成單腳平衡式後，請將覺知集中在臍輪，讓專注力與平衡力量淨化下三輪，強化體內自信、沉穩的力道。

瑜伽優雅式
Bhadrasana

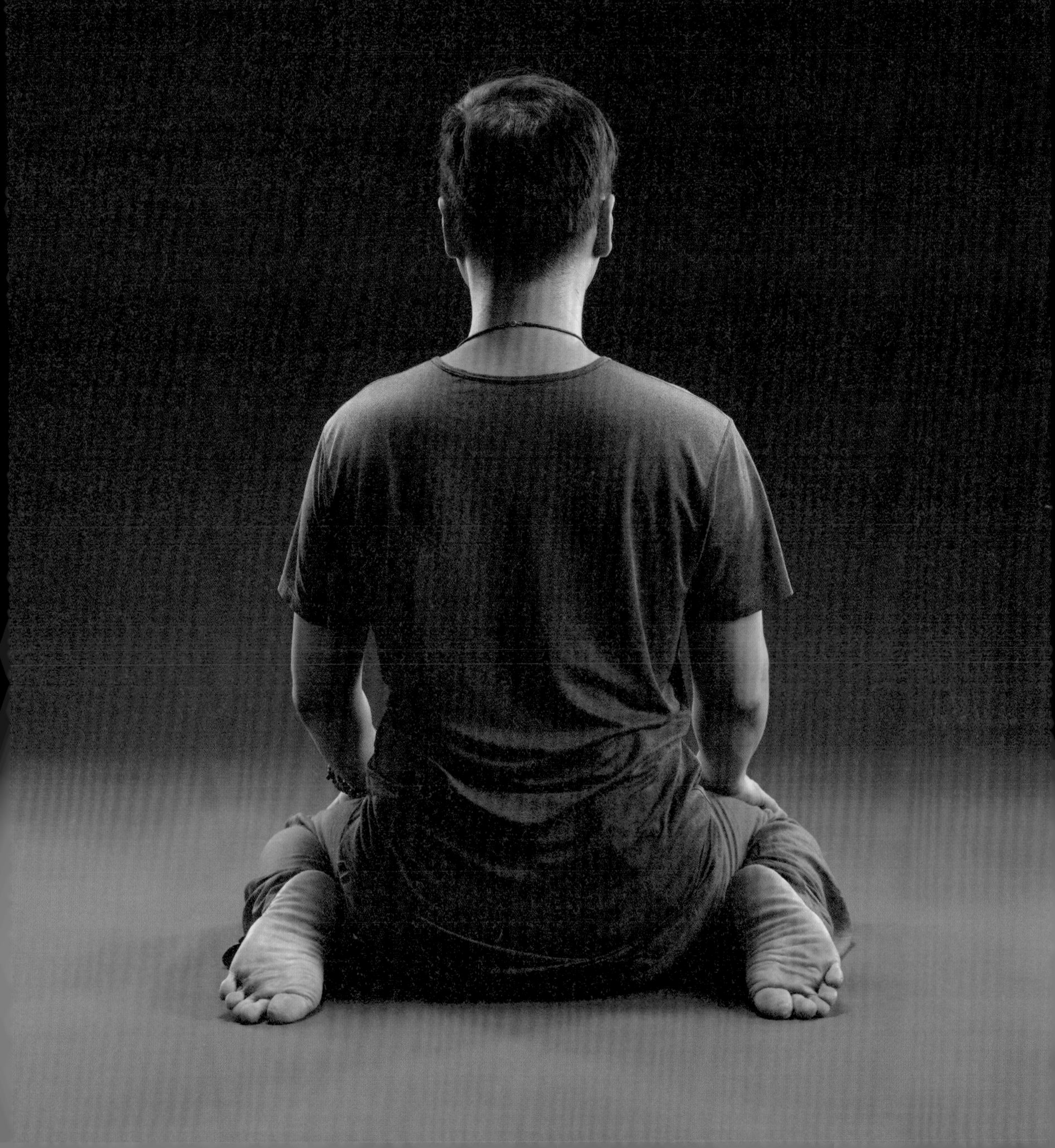

瑜珈優雅式看似簡單，卻對柔軟與強化膝關節、髖關節有很大的幫助。做這個動作時，要將會陰穴、臀部置於地面上，感覺全身呈現完全放鬆狀態後，雙眼凝視鼻尖，專注呼吸，有助於集中專注力，此時要同步去感覺海底輪的能量擴張——藉由凝視鼻尖的專注冥想力淨化海底輪能量。

對一名瑜伽士或身心靈工作者而言，瑜伽優雅式可做為鍛鍊性靈力量的基礎。

拜月式
shashankasana

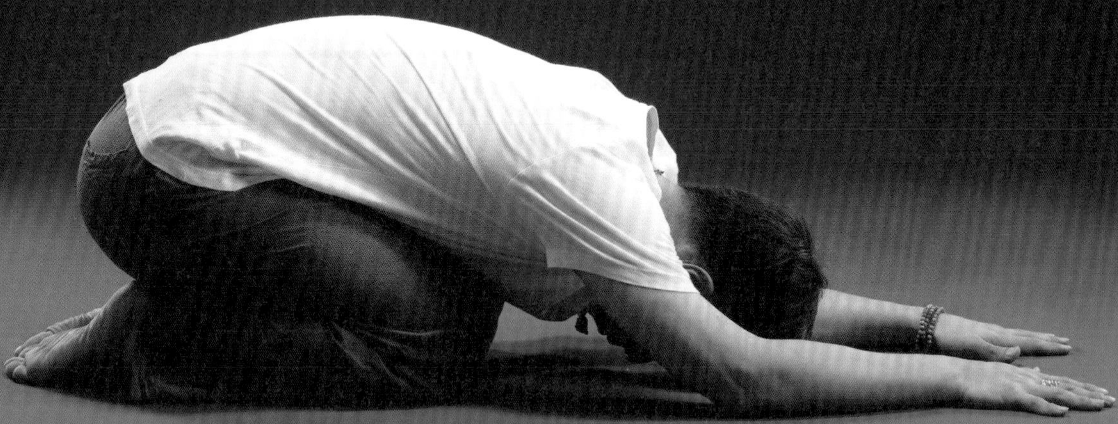

在古代，月亮代表了陰性與母親能量，拜月式亦有助於柔軟身心，平衡內心過於剛毅的能量特質。拜月式可有效延伸脊椎、頸椎，對背部長期疼痛的人來說有很大的幫助。背部掌握一個人抒發壓力的來源，常做拜月式能夠讓壓抑的情緒得以對外流洩。

初學者完成拜月式後，要將專注力放在整個背部上，感覺呼吸與背部之間的脈動感，覺知背部隨著呼吸上下起伏，間接達到內心放鬆的效果。已經學習過一段時間後，可將覺知移到臍輪處，這能夠讓能量在臍輪與生殖輪間暢流無礙。

拜月式是體位法中屬於休息式的一種，常常被安排在激烈體位法，或是連續幾個不停歇體位法之後，因它非常的簡易，沒有困難度，一般人都可以在家練習，唯一要注意的是不要在過於柔軟的墊子上練習。習慣性頭暈或站起來便會暈眩的朋友，在做拜月式時可將雙手握拳，拳眼交疊置於地面，額頭放在最上面的拳眼處，便可以避免頭暈不適的發生。

註：此體位法也稱做大拜式、嬰兒式。

踮腳合掌式

pada angushthasana

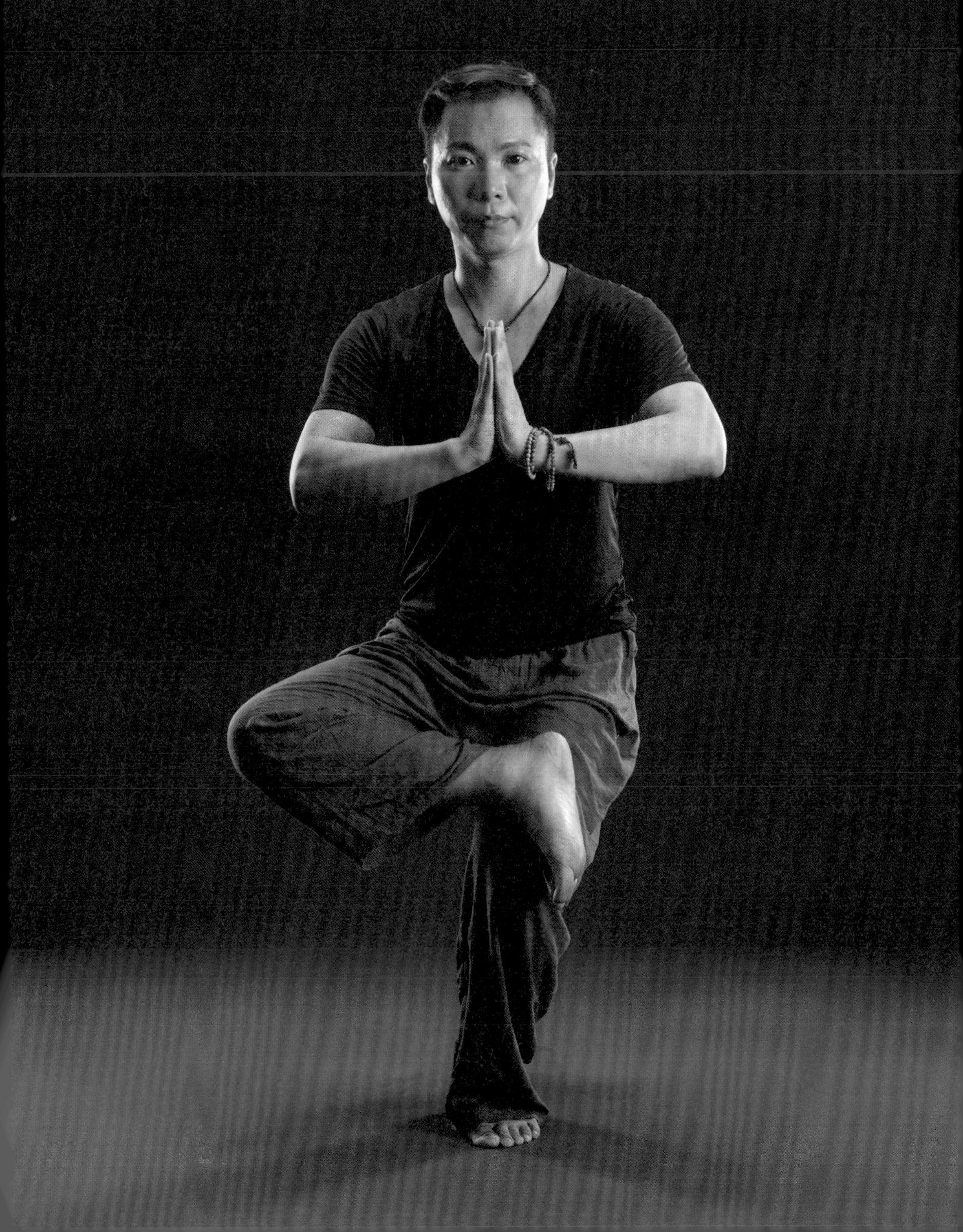

踮腳合掌式必須依靠強健有力的海底輪才能達成，對於長年處於身不由己、力不從心的人來說，踮腳合掌式具有穩定的身心收攝能量，持續練習能夠幫助一個人的專注力集中，將心中陰霾一掃而空。

初學者在做踮腳合掌式時，需著重在後腳跟延伸至膝蓋的力道，愈集中的專注力，愈能強化腿部支撐力，學習一段時間後可以將覺知放置海底輪。踮腳合掌式的穩定感配合上海底輪，能減少現實生活中不必要的干擾，以及避免無助於靈性轉化的行為與言語。

當下我的直覺是：她失去瑜伽的平衡中心點了，我請她放鬆背部再靠著牆壁試試看。這位學員的個性容易求好心切，也是個事事委屈自己、顧全他人感受的人，這種一味付出的生活態度，易讓肢體下三輪能量失衡。

中場做攤屍式大休息時，由於體位法把體內壓抑的能量釋放了出來，她因而嚎啕大哭。原來，她近期的瑜伽練習陷入瓶頸，就連看似簡單的蹲膝動作也無法順利完成，壓抑許久的不安情緒在此時宣洩了出來。

瑜伽所傳遞的肢體心靈，並不是指一定要按照七脈輪從底部向上修練，它只是指引出一條當下身體與心理最舒適與合理的自我探索途徑。這位女學員的情況與我們日常生活的慣性有很大的關係，大部分臺灣人從小便接受填鴨式教學，出了社會要不斷與人競爭，加上很多父母並沒有從小教導孩子如何健康的處理內在情緒、表達自己的感受——連父母本身都不擅於處理人際關係與內在感受。像這樣從小被要求要順應大人的想法，家長只注意到物質上的滿足，其他等出社會後在跌跌撞撞間自我摸索的人，往往少有機會（也不知道該如何做）真正停下腳步去思索人生，相對來說，人體下三輪的能量也較容易不夠紮實。

身體表徵能透露非常多心理的訊息，也能洩露出生命歷程、過往與生活慣性。傳統瑜伽哲理認為，情感上的創傷、內心長久處於自我否定的思緒中，會間接導致到肌肉與筋骨的緊縮，當四肢過於僵硬失去彈性、平衡與協調力，時間久了，就難再維持身心的協調性與平衡——一個人在練習瑜伽體位法的過程中，可明顯看出心理對身體的間接影響性。

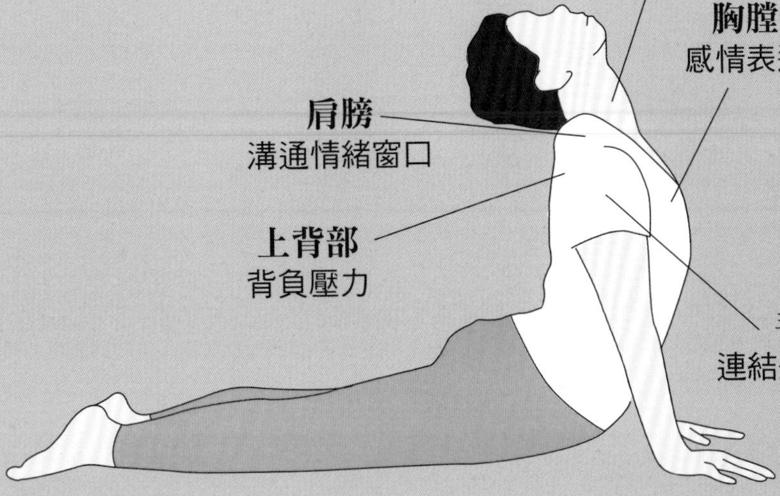
喉嚨與頸椎
生命樂章演奏家
胸膛
感情表達
肩膀
溝通情緒窗口
上背部
背負壓力
手臂
連結外界能量

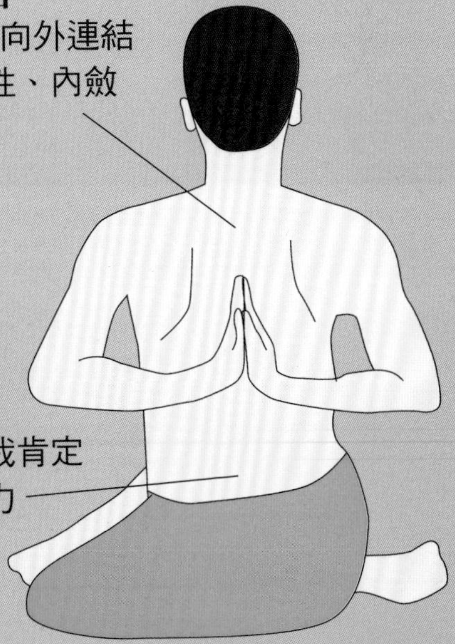
脊椎為中心劃分左右
右半邊（陽）：果斷、積極、向外連結
左半邊（陰）：感性、創造性、內斂
從腰椎區分為上下
上半部負責表達能力、人際溝通、自我肯定
下半部負責安全感、穩定、支撐力

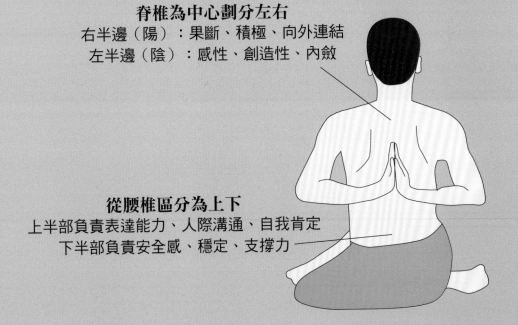

肢體能量互動關係表

胸膛是感情表達雷達站	胸部是七脈輪中心輪的位置，它是內心感情的發射站。 容易縮胸的人常與得不到愛，以及不知道如何正確表達愛有很大的關係，例如憂鬱症的人就會有縮胸、駝背現象，這都是心輪缺乏能量的關係。 不擅於表達想法，過分壓抑內在情緒的人，在做擴胸伸展的動作時的無力感較明顯，會顯得特別吃力。 胸部厚實、天生就易於擴張的人，往往會不自覺隱藏真正的想法，以極度自信的方式與社會溝通；而胸部內縮、常縮胸駝背的人，代表不敢勇於表現自我，與人感情連結也較缺乏。
肩膀是溝通情緒的窗口	肩膀與外界連繫、承擔責任有很大的關係。若一個人做體位法時常不自覺地聳肩、僵硬，代表其內在較不容易放鬆，對未來常充滿恐懼、不安。 常不自覺聳肩的人，或肩膀向上高聳的人，在某部分也代表了隱藏內在情緒、恐懼與缺少自信。 過度健身強化肩膀肌肉的人，有時想要在現實中獲得更多他人的肯定。
手臂連結外界能量	愛與恨都可以透過手臂感受到。當你發自內心愛一個人時，會想要用雙手擁抱對方；當你受到外界攻擊時，雙手就扮演著保護的角色。 正常的手臂能量是富有彈性、穩定的，做瑜伽體位法時，若手臂無法保持有力的伸展，是透露你對外的連結不夠協調，待人處事缺乏恰當的拿捏；手臂過度僵硬也透露此人執行力過強、處事不夠柔軟。

上背部背負著壓力	一般人常忽略上背部的存在，許多人都有拱背的習慣——尤其是女性；臺灣男性的背則常是厚實不夠柔軟。上背部與肩、胸、雙臂皆有關，承載的情緒包袱是壓力、憤怒及承擔過重、尚未化解的情緒。一個人若常不自覺拱背或上背部特別隆起，意味著多年來壓抑著對過往的憤怒情結。
喉嚨與頸椎是生命樂章的演奏家	常被我們忽略的喉嚨與頸椎，是能量從下三輪經過心輪轉入上三輪——喉輪、眉心輪、頂輪的第一個入口，是能量的重要轉運點，是情緒表達、溝通、宣洩，與自我認同、吸引外界注意力有關。練習瑜伽體位時頸椎特別僵硬、轉動不協調，透露出體內能量流動遇到阻礙，外界也較難看見你的內心世界。
以脊椎為中心劃分左右軀體	左腦控制右邊肢體的運動與協調，右腦則是控制左邊肢體。在瑜伽中，右半邊軀體與果斷、積極、向外連結有關，屬陽性能量；左半邊軀體與感性、創造力、內斂有關，屬陰性能量。陰陽能量較不平衡的人，現實生活中也特別容易出現執著，較容易陷入得不到的欲望中。在練習瑜伽平衡式體位法時，如基礎體位法中的**樹式**P176、**單腳平衡式**P198、**單腳祈禱式**P210，中階體位法的**手拉單腳站立變化式**P212、**希瓦式**P214等等，如果出現某一邊無法保持持久的情形，顯示內在能量已出現失衡現象。
從腰椎區分上下兩部分	下半部主要負責安全感、穩定、支撐力，上半部則是透露出一個人的表達能力、人際溝通、自我肯定感，瑜伽修練講求的是一個人身體與心理的完整性與平衡性。因為每一個人都是以身心為核心，發展出獨特的個人色彩與人格特質。上、下部的穩定並不是著重在軀體的大小，而是整體的比例、協調與穩定度。

單腳祈禱式
Eka Pada Pranamasana

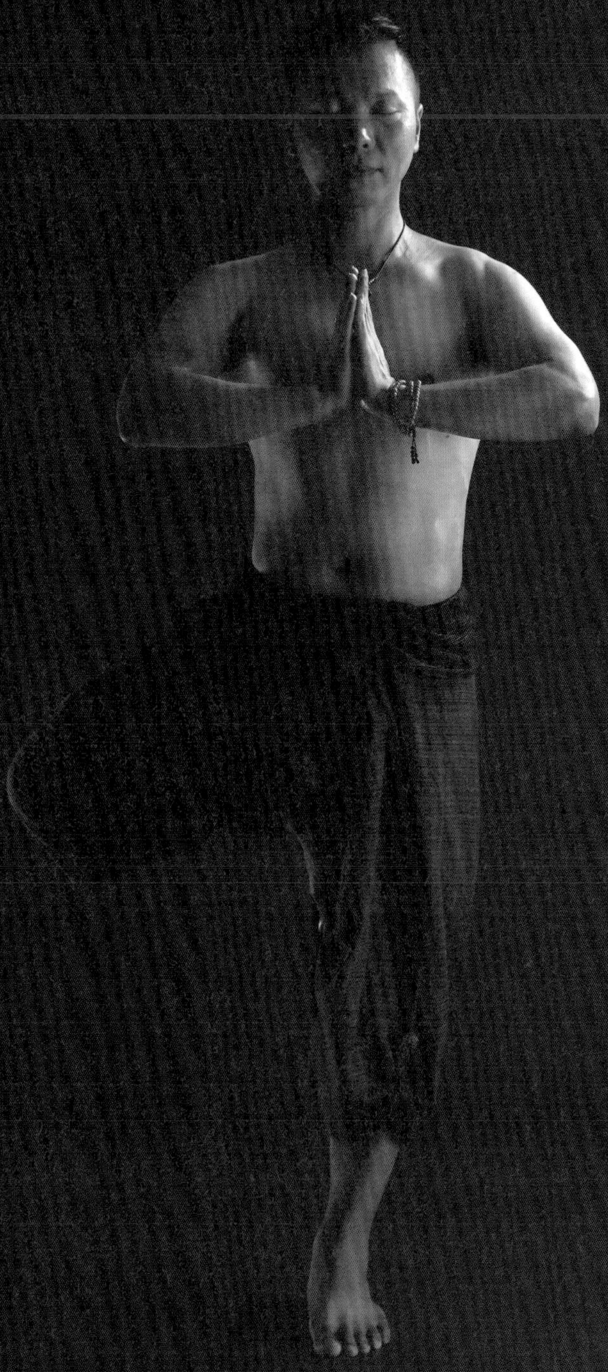

《薄伽梵歌》教導修練心法——無論向誰祈禱、何處祈禱、何時祈禱，甚至不論祈禱的內容，外在的祈禱都是與本我連結，就只有你自己一人存在。奎師那教導阿周那：在所有不可動搖的事物中，我是喜馬拉雅山——意思是，將心修練到比不動搖的事物更為堅毅。流傳千年的神諭便是教導後人，合一是內在的一條神聖古徑，而行走古徑唯一要攜帶的配備是「專注」這一項聖物，體位法中的平衡式便具有如此的神奇力量。

單腳祈禱式是平衡式中較為基礎的體位法，完成此動作須將視線集中在地上一點，或是將覺知放在肚臍以上，身體中心任何一點。單腳祈禱式先將右腳掌緊貼在左大腿內側，腳跟靠近會陰處，保持平衡後，雙手置於胸前合掌，保持自然呼吸。

練習單腳祈禱式必須有強大的收攝力，將外界一切干擾心的事物抵擋在外，精神層面的平衡與專注力便能發生，此體位法能夠平衡神經系統、強化腿部肌肉。而高階的單腳祈禱式則是將意念置於眉心輪或胸口的心輪處，有助於活化上半身能量。

手拉單腳站立變化式

Utthita Hasta Padangusthasana

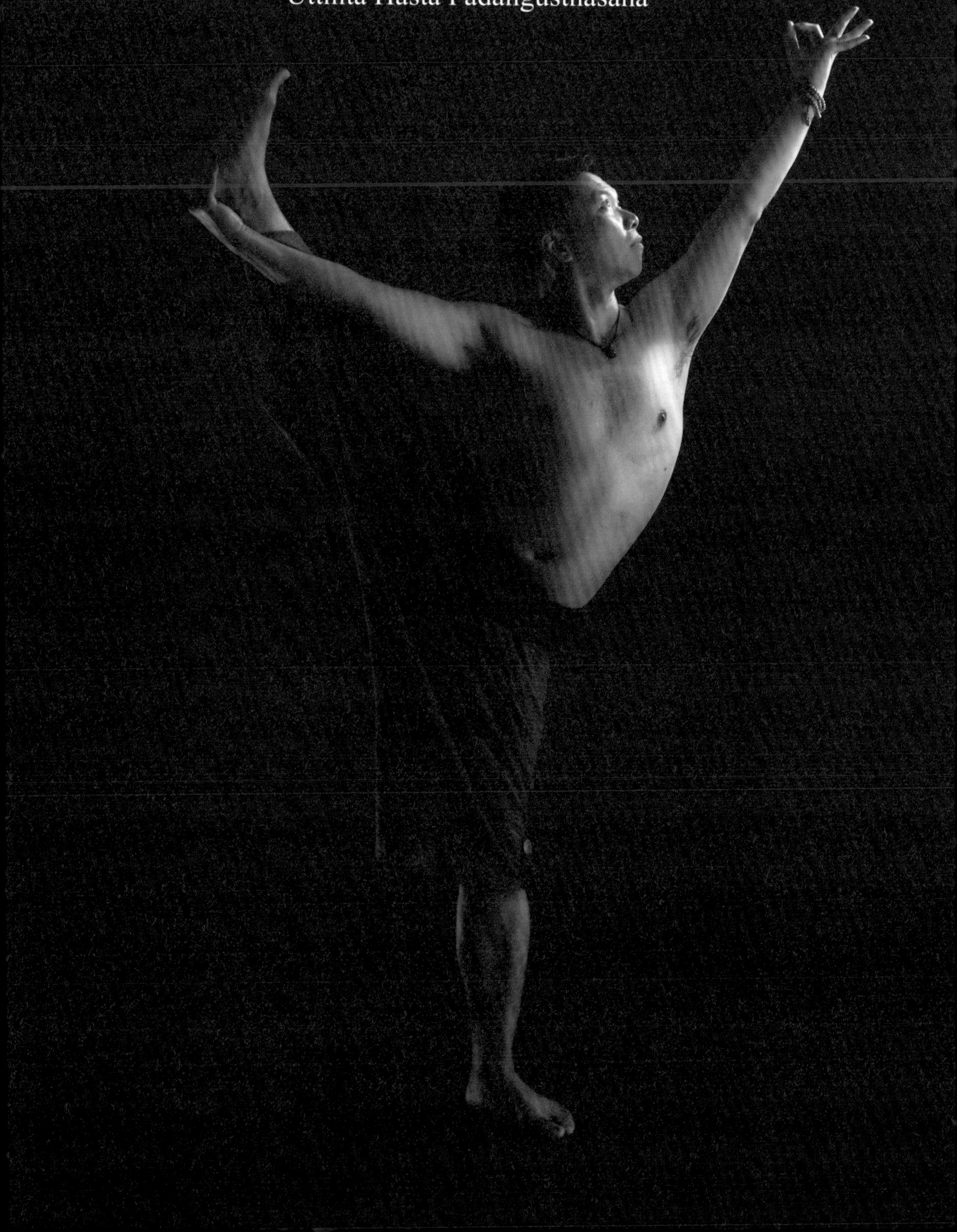

從梵文字音上來看，hita為伸展，hasta是手，而padangustha則是腳的大姆趾，因此可以解讀為手延展伸直拉住腳的大姆趾。變化式則是將向前伸直的腳由側邊拉起。此動作須保持身體的平衡，單腳有力地扎根於地面上，做為整個身體的根基，與雙手姿勢呈現一個倒三角形以取得平衡。此動作是由許多體位法組合而成，因此需要身體更大的力量、髖部柔軟度以及腿部韌度等方能完成。

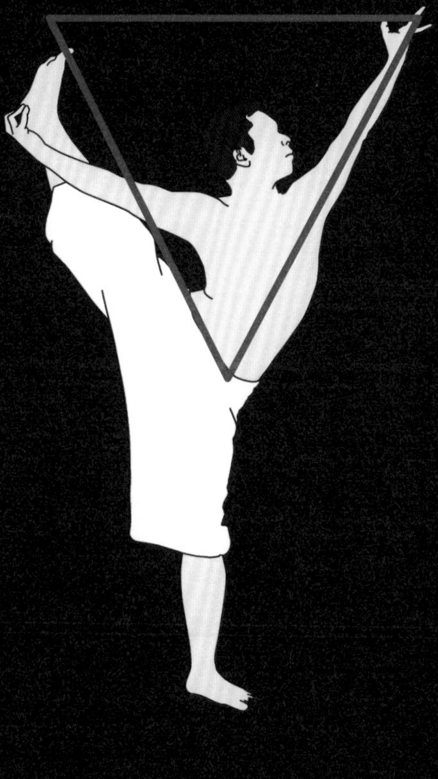

完成手拉單腳站立變化式的順序則是由單腳祈禱式而來，右手拉住右腳大姆趾後向前延伸，再往側邊拉直，保持平衡後，手向下拉住腳跟再將右腿舉高，左手再結智慧手印，智慧手印能帶來強大的平衡與專注力量。在此姿勢停留三至五回呼吸後，再依反方向回復成單腳祈禱式。此動作屬於中階體位法，一開始練習時每一個肢體變化都一直專注在腿部與髖部伸展，眼睛凝視眼前固定一點，才能保持身體全面的平衡，進階的練習是將覺知放在海底輪與生殖輪，有助於強化存在感與自我肯定。

希瓦式

Natarajasana

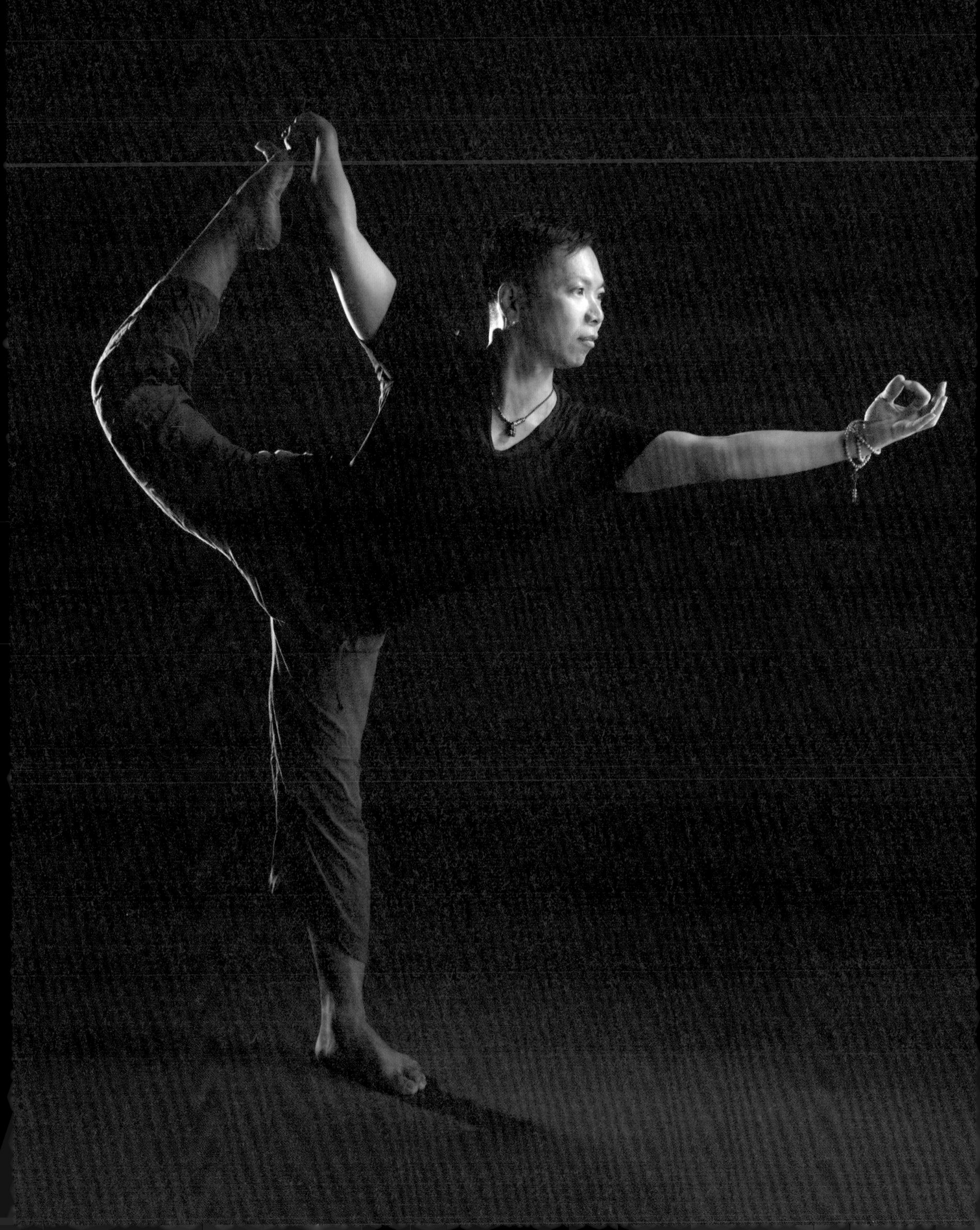

希瓦式變化式

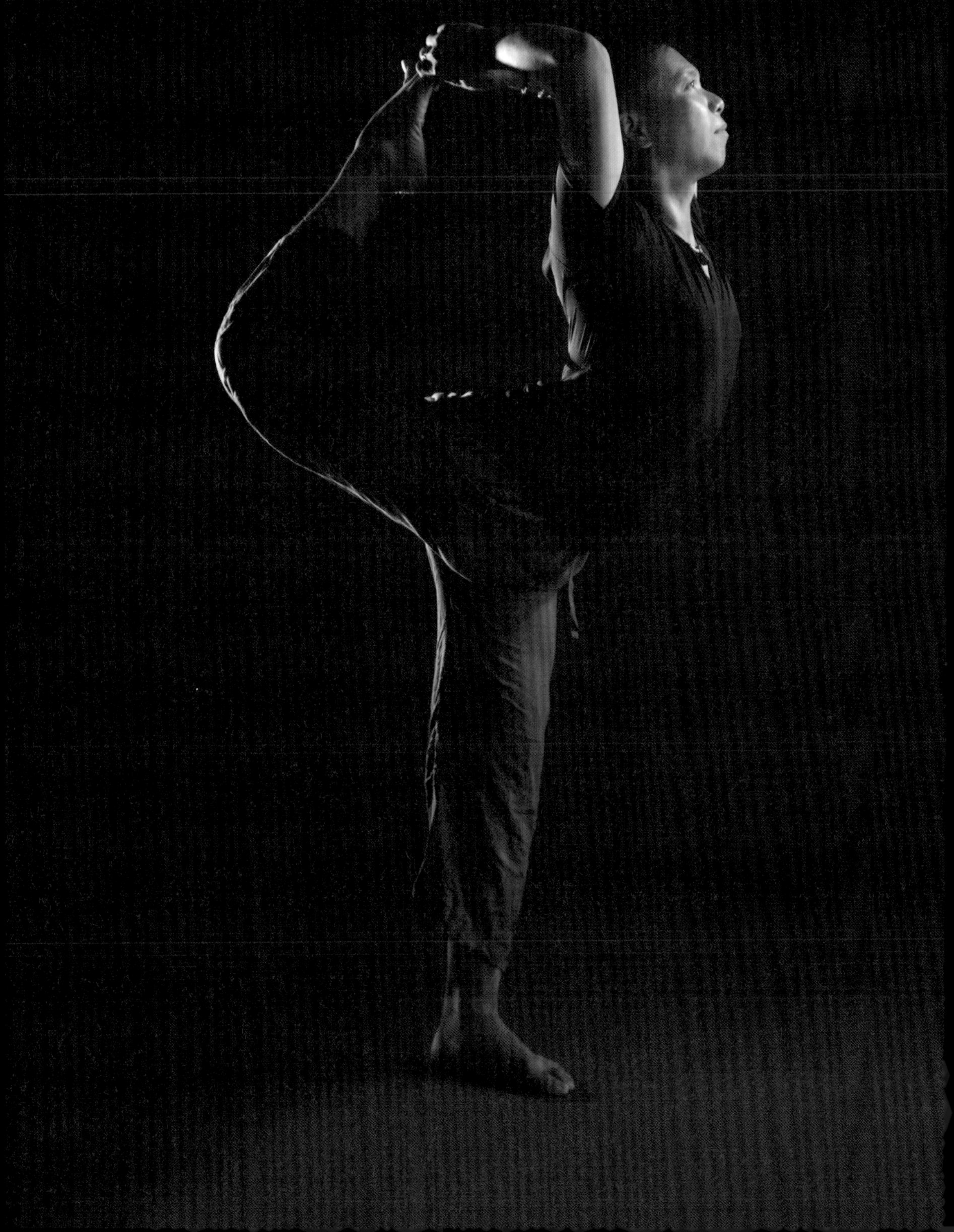

希瓦式又稱為舞蹈式、舞王式，傳說Nataraja是出自於印度舞神溼婆的名字。溼婆是舞蹈之神，居住在世界屋脊喜馬拉雅聖山山上，祂的情緒多變令人難以捉摸，同時還具有靜止、死亡與毀滅的力量，也或許就是祂如此的詭譎多變，才能創造出上百種以上非人類所能想像的舞蹈肢體，而如此優美的希瓦式便是出自於這位印度舞神。

希瓦式屬於中階的體位法，除了需有強壯的腿部肌肉，平衡感、專注力、肌耐力也都是不可或缺的元素。在準備動作前，雙腳先安穩地站在地面上，眼睛凝視眼前一點，右腳曲膝，右手往後捉住右腳大姆趾，右大腿緩慢地向上至最高處，小腿再向上。身體在平衡後保持三至五回呼吸，上半身再向前延伸，左手食指與大姆指交扣成智慧印，向前伸直。在此姿勢保持幾回腹式呼吸，再將專注力置於眉心輪處。

希瓦式能夠強化背部、肩膀、手臂與腿部肌肉，尤其對平衡感、協調性有很大的助益；對於注意力不集中、容易胡思亂想的人而言，持之以恆地練習希瓦式能夠從它身上獲得相當大的力量。唯一要注意的是，有長期背痛、心臟不適、消化系統問題的朋友，切勿在身體不適的情況下練習，也不建議在完成式停留太久時間。

希瓦式變化式則是由希瓦式演變而來，屬於中高階體位法，此動作可以讓身體能量向外擴展，有助於強化一個人的心志力量，進而與外部世界建立良好的互動關係。希瓦式變化式除了具備希瓦式應有的條件之外，尚需具備更為柔軟的脊椎與髖部。

古印度瑜伽將人體、靈魂與宇宙視為一體，一般人可能較難理解這一層關係，但從以上表格可以看出，身心不僅是一脈相連，心理更會直接影響外部行為，間接影響現實生活、外部環境、人際關係、物質與財富能量。囤積在體內、阻礙流動的能量，不會隨著年紀增長而消失，反而會像出海口處日積月累的細沙，隨著時間的推移而滯留在僵硬的肌肉組織、骨骼、經絡、脈輪，不能輕忽、視而不見。**瑜伽將心靈視為整體的能量場域，它必須保持開放與流動，才能讓生活與修行進入到合一境界。**

宇色的瑜伽心法傳承

身體是我們一生的導師，它的每一部分都透露出人的內心世界，想了解自己真正的想法、未化解的心結，細細觀察身體就可以得知一二。在瑜伽教室中，大部分學員都會將專注力放在老師示範的體位法上，這對初學者來說是必經的過程，畢竟不了解體位法，將很難跟上老師的動作。不過，若你進入瑜伽世界已有一年以上的時間，建議可以試著將焦點從老師、同學移到自己身上，多觀察自己在做體位法時哪一部分特別僵硬、無力、不協調，或是你是否特別喜歡針對身體哪一部位的體位法，這都透露出你的內心世界。了解身體與心理的失衡之處後，請暫時不用做任何調整，千萬不要為了「平衡」這個目的而拚命做某種體位法，這樣的偏執心態反而會加重失衡的負面能量，導致你只顧著照料身體失衡的部分，反而忘了瑜伽的整體性。

當你在練瑜伽時觀照到身體與心理的平衡與不平衡時，你只要「知道」就好，**知道本身就會在生活中引導身心走向正軌**，你沒有必要特意去做什麼，就好像當一個人知道抽菸對身體不好想要戒菸，但生活壓力與業力讓他擺脫不了菸的誘惑，此時，只要在吸菸當下觀照身體的反應，覺知的力量便會自然引領你慢慢減少香菸的數量——要擺脫事物對身體的束縛需要時間，不是今天動念明天就會達成。

瑜伽有助於身心平衡，能熄滅過多不必要的心智與活動。修練瑜伽時帶著一顆敏銳的觀察力，你就會更加了解自己。練瑜伽和生命中的很多事一樣，最難的是持之以恆。人生最怕的是沒有看見生活上的盲點，若你在每一次練瑜伽時能留意身體的感受與覺知，這樣就夠了，更重要的是，將精力放在生活上，完成現實生活中的種種課題。

16

在非洲第一高峰燃燒業力

瓦解印記的神祕力量

所有好與壞的行為，就如同一條鐵鍊緊密將靈魂與輪迴綁在一起，這就是業力的祕密。行為是中性名詞，沒有好與壞，你的行為與動機才是決定灌溉善與惡的主要的元素。

——希瓦南達瑜伽

每次生活了一陣子，當又察覺到自己的習氣與依賴時，總想放下世俗，再次劃破舒適圈的界線。二〇一六年，熱衷國外旅遊與登山的Joyce邀約我以半自助的方式至肯亞一遊，「順道」挑戰非洲最高峰吉力馬札羅山（海拔五千八百九十五公尺）。因為海明威，讓全世界登山愛好者知道了酷熱非洲有一座山頂終年覆蓋冰雪的吉力馬札羅山。

出發前，我對吉力馬札羅山一無所知，只是內心隱約透露出的訊息，提醒我應該為生活做點什麼，再次去看見心中對恐懼的臨界線。我連臺灣第一高峰都沒挑戰過，站在非洲屋脊又是在對人生證明什麼呢？我並沒有預設這趟旅行的結果，只隱約看見它會為我帶來一些難以預料的事物。

我並不愛挑戰長途旅遊的舟車勞頓，童年期平衡感極差，海上活動會暈浪，車子怪異味道會令我嘔吐不止，汽車、船、飛機……我一律敬謝不敏；何況我腸胃功能也不好，是容易水土不服的體質，再加上不愛與陌生人攀談——尤其是語言與文化背景迥然不同的人，因此自小對出遠門就是千百個不願意。我明瞭自己的劣根習氣與體質，近幾年反倒將旅遊所帶來的身心不便視為挑戰。

直觀障礙靈性成長的不善業，就是消業障所在

「修行力量是助長願力的力量，靈修者以睿智判斷一股力量走向何處。」這是我走靈修與修習瑜伽多年的心得，《薄伽梵歌》的精神也強調，瑜伽修練主要是通過控制心意和感官來洗滌身心惰性、燃燒業力、切割內心對世俗的依賴。佛陀自悟道的那一刻起便居無定所，不斷行腳於北印度恆河兩岸——久居一處會對生活產生舒適感，會讓一個人不再產生解脫苦的心，而行腳就是讓容易沾黏依賴的身心擺脫對外在事物的眷戀。今日，我們很難效法兩千五百年前佛陀成道的精神，唯一能做的就是，當你清楚看見依賴的心時，便要主動去扯斷這層關係。

此趟旅行劃分為兩區塊，前半部先與Joyce及另一位友人Larry自助進入肯亞，再搭乘八小時長途小巴士至坦尚尼亞，入住當地登山社安排的旅館，回程再與旅行團會合進入肯亞。

當我們想要外出旅行的時候，我們會來到自己存在的中心，而當我們覺得自己一個人時，我們便與世界一體。

——喬瑟夫・坎伯

這趟旅行對我來說完全陌生且充滿挑戰，隨時都可能奪走我的小命——急性高山症、從未自助旅行過的非洲、潛在的治安問題、從未登過任何高山卻首次挑戰就想站上海拔五千八百九十五公尺的吉力馬札羅山……

七月底，我們三人抵達肯亞，進入坦尚尼亞摩西城（Moshi），並於隔天進入雨林山區。此時，我已因長途顛簸而出現暈眩，很擔心身體能否抵擋高山多變的氣候。七月三十一日，從海拔一千兩百公尺直線爬上兩千七百五十公尺，為了讓身體適應高山溫度與氣候，第一天僅安排了三小時的路途。出發前我便得知有無數人為了攻佔吉力馬札羅山而付出寶貴生命，所以一路上始終留心身體、呼吸與環境之間的相互變化，不敢吊以輕心。

到了第二天，高度從兩千七百五十公尺攀升到三千八百零三公尺，從熱帶雨林進入到高山草原帶，隨著高度增高，氣溫也隨之劇降。沿路上，我完全將呼吸控制在平穩狀態——進入山區後，我就持續保持平緩的瑜伽呼吸，因此高山症還沒有在我身上發作，僅有淡淡的暈眩感；但是在即將抵達第二個山屋前，Joyce的腸胃已因高度出現了嚴重的症狀，悶痛得臉色發白，Larry則因高山症而頭部劇烈疼痛，出現嚴重暈眩、嘔吐。

進入山屋後，距離晚餐尚有一段時間，我躺在木床上進入瑜伽攤屍式的冥想，瑜伽冥想有助於放鬆疲憊的肌肉，觀想使我的靈魂意識鑽入吉力馬札羅山的能量中，逐漸化解掉暈眩與不適感。當精神逐漸脫離知覺，知覺與感官失去融合，此時便是讓瑜伽力量介入，使之合一、達到精神最高控制的時候了。

到了晚餐開飯時，我的身體在瑜伽合一的力量下恢復了大半，但Joyce仍因為嚴重暈眩而無法下床，Larry高山症發作，吃了一口飯後便到戶外嘔吐不止，又躺回床上陷入昏睡，再加上入夜後的氣溫遽降，兩人的身體情況顯然很不樂觀。兩位嚮導神色變得嚴肅，內心彷彿正在盤算我們三人是否能夠順利攻頂。

夜更深後，Larry終於在藥效發揮下擺脫高山症的魔爪，此時比較讓我們擔心的是Joyce——她早已虛弱到無法翻身、下床。我轉換元神意識直覺Joyce的身體，發現低氧高壓非常明顯地囤積在她的腹部，我拿刮痧棒為她按摩頭皮與腳背，順了順胃經。第三天，嚮導安排在三千八百零三公尺處待上一整天，讓眾人的身體逐漸適應高山的稀薄空氣，第四天清晨，Joyce與Larry的神情與體能便明顯恢復了許多。

超凡的心識能力並不能獲得任何轉變，只能除去心識上的障礙，就好像農夫在田裡將石頭搬走，水才能犁溝灌溉一樣。

——《瑜伽經》（4.3）

在吉力馬札羅山的第四個夜晚，我獨自一人站在接近攝氏零度的凜冽夜幕下，回想決定攀登吉力馬札羅山的那一刻，至今仍覺得如夢一場。戲劇般的長途旅行，搭機到曼谷後轉機到肯亞，再歷經八小時來到陌生且治安常亮紅燈的坦尚尼亞，不知不覺就已經過了幾個日子了，假使出發前心頭有一絲膽怯與不安，劣根性就會促使我留在臺灣，此刻的我就不能站在這裡了。

望著綴滿光點的天空，面對兩天後即將攻頂一事，我內心反而極度安靜，有了一些不同的體悟：天地何其大，豈有攻克完的一日？與其說是攻佔世界排行第七高峰——吉力馬札羅山頂峰，其實我只是將舒適圈的半徑向外拓寬了一大步。《瑜伽經》說：「超凡的心識能力並不能獲得任何轉變，只能除去心識上的障礙，就好像農夫在田裡將石頭搬走，水才能犁溝灌溉一樣。」修行只是讓人的心淨化，除掉阻擋我們向前的路障，最終你還是要靠自己的雙腳走出自己的路。口中再厲害的神通，如何強大的亢達里尼能量，如果心的世界走不出去，也只是活在自己的鬼鬼神神世界罷了。

兩位友人的高山症，也令我對佛陀的教導有更深的了解：「當自心有力量，才能給予他人心的力量；面對生命逆境仍懂微笑，才能令身旁人微笑。」假設連我自己都泥菩薩過江，又如何有心力照顧他們兩位呢？

想到這裡，我向天際合掌，不論後天攻頂是否順利，三千八百零三公尺已是我人生截至目前為止站在地球上最高的高度，能這樣，就已滿足了。

見證吉力馬札羅山淨化靈性的聖潔能量

人們每晚都在夢鄉處理過往未解之事，夢的世界是不欺瞞人的。詹姆斯・霍爾博士（James A. Hall, M.D.）在《榮格解夢書》說：「無論做夢的生物性基礎為何，在人類身上，它似乎是維持心理健康不可缺的歷程……，榮格認為，夢是對清醒自我有所侷限的視野做出補償……」晚上進入夢的意識層，可以暫時脫離一整天的疲憊；入睡意識常能用到失去的靈性力量，再次連結已經斷聯的人，或是飛到很遠的國度，重溫過往情景。

在某些修法中，死後的中陰身❶介於活與死中間狀態，與夢境是一體兩面，而構成夢境的卻是現實生活中的印記。「印記」指的是生活中種種刻劃在心上的習氣與情緒痕跡，憤怒、快樂、恐懼、執著……丹津・旺賈仁波切說：「如果一個人在實相（vision）中沒有覺知，他就不會覺知到自己的行為；如果不覺知自己的行為，他在夢中就不會有覺知；如果夢中沒有覺知，他在死後中陰就不會有覺知。」❷當靈修人、修行者、瑜伽士不斷操練內在靈識，以全新觀點重新排列今世的藍圖，神奇的力量已在夢中悄然運作。修行者在修行過程中對意識、言語與行為保持一定程度的清醒，清醒意識會讓他保持中道，不再墜入惡業循環。下一世投往何處？關鍵就在你如何處理刻劃在心痕上的印記。

從入山那一刻起，我們默默在山間行走，每天最期待的就是抵達山屋，卸下沉重行李與裝備。第一晚入睡後，我就進入到夢鄉，映入眼簾的是童年一幕幕不愉快的場景，清醒後原本早已對夢境細節感到模糊了，但胸口傳來的陣陣悶痛，使我憶起夢境中一段與家人早年的誤會，而胸口的絞痛便是那道無法化開的誤解所留下的糾結印記。

習氣和印記都是持續相連，即使在時間、空間或是在前後脈絡的間隔之下仍不中斷。主因是人們對喜樂的追求永不停歇，因此就有習氣與印記。

——《瑜伽經》（4.9、4.10）

隔天，我並沒有向兩位友人講述夢境一事，沿路上只是默默試著以深呼吸化解積存在胸口的印記傷痕。第二天晚上，我再度進入不甚愉快的回憶中，夢中出現一位相處過一段時間最後卻沒有繼續深交的前同事，現實世界中，他曾對其他同事說：「不知與宇色怎麼了，一開始大家都是很好的朋友，到最後卻沒有聯絡了。」夢中的我，對他使出全力地嘶吼著：「是你對不起我，一切都是你先對不起我。」這句話包藏著無限的憤怒、無奈，這股怨氣迴盪在夢境中遲遲無法散去……突然，一句更具力道的意識在此時出現：「在這個世界上，沒有任何一個人對不起別人，每一個人都在盡其本分做自己認為對的事，將他人的錯一直緊掛在心頭，最終傷害的是自己而非別人，選擇如何看待事情的是自己，決定要如何走出傷痛的依舊是自己。」

這道意識瞬間瓦解我心頭的怒火印記。我夢中的角色當下出現位移，我感受到連續兩晚夢境裡頭家人與同事內心的想法，他們沒有任何一個人想要傷害我，每個人都只是在做自己認知中對的事情，而每一個人，包含你我都有自己突破不了的心結與業力，也一直受到內心無明的業力控制，世界上也沒有人認為他在傷害別人；我們雖然無法去掌握別人的行為，至少可以選擇不要拿別人的行為傷害自己。

天亮了，接近攝氏五度的空氣中瀰漫著一股寒意，我側躺在木床上沉思，回憶這兩天夢境的種種，多年來隱忍在心頭的心結，當下消融了不少。我領悟到這瓦解印記的力量，是來自於這座非洲聖山——吉力馬札羅山。兩位友人此刻也起床整裝，我向他們分享了這兩晚不可思議的夢境，沒想到他們倆竟異口同聲表示，連續兩晚的夢境異常清晰，他們的夢境也都和早年與某人的不愉快有關。我們敞開心防分享彼此的夢境，談話的力量似乎在山屋內激盪出某種療癒場域，間接地撫慰彼此心頭的印記。

在一條朝聖的古道上，宇宙的神祕力量總是會適時出現，你無需做任何準備與期待，唯一要做的就是向內心走去，自行劃開生活舒適圈，挑戰身心沒做過的事物，其餘的就交託給偉大的宇宙，全由智慧來引導。

回首來時路，你已經在消弭過不去的業

來到吉力馬札羅山的第五天，我們在稀薄的空氣中不停地往最後一個山屋邁進，見識

了高山症的威力後，一路上呼吸聲、背包與衣服的磨擦聲，取代了談笑風生。步行在攝氏三至五度冷冽和稀薄的空氣下，我們踏入了高山寒漠帶，此時，廣袤無垠的天際下，雪蓋頂峰，更能感受到這座山高不可攀的性靈能量。

在空曠寒漠走了將近六個小時後，我們終於在下午三點多進到攻頂前最後一個山屋（海拔四千七百二十五公尺）。

一行人急著躺向木床，卸下一身疲憊；肌肉疼痛、呼吸困難與短淺暈眩感，再加上身體極度疲累。五點，晚餐時間時，眾人看著餐桌上一連四天相似的食物，不僅僅感到難以下嚥，甚至還覺得反胃。

晚餐後，我們躺下不久，山屋突然湧進其他國家的山友，喧鬧聲、物品搬動聲、出入開關門聲……再想到明天要攻頂，不耐的情緒在胸口起起伏伏，我在床上翻來覆去遲遲無法入睡。此時，看見月光從窗口斜射進來，我以冥想進入月亮的白光中。進入月光想[3]的瑜伽攤屍式，屋內吵雜聲開始逐漸離我遠去。

不知過了多久，一陣女人的說話聲將我從夢鄉中拉了出來，山屋內來自美國的山友已經先行出發，時間是晚上十點多，距離攻頂只剩下不到一小時，我開始擔憂起最後的攻頂，因此最後一小時睡得很不安穩。十一點，一行人摸黑起床，準備攻頂，迎面而來的是零下五至十度的冷峻空氣，以及陡峭難行的火山礫石，整條山路完全沒有照明，唯一的光亮是團員腳下手電筒所發出的光。

你有履行行為之職責，卻沒有享有成果的權利。

——《薄伽梵歌》先知上主奎師那

昏眩、高山症、呼吸困難、凜冽寒風，毫不留情地襲來，我們三人中第一個發作的是Larry，他臉色發白，呼吸困難，其中一位嚮導問我是否要讓Larry放棄？我無法為任何人的生命做出決定，一時之間拿不定主意。我們先休息了一會兒，吃下了一顆高山症藥，Larry點點頭表示繼續向山頂邁進；約莫不到二十分鐘，Larry再度發作，不適更勝於前一次，這回看來是支撐不住了。Larry得奮力大口吸氣，才能吸進一絲絲氧氣，他趴在登山杖上遲遲不能說話，一行人就在小徑上等候著他，沒有人敢發出聲響，深怕任何一點聲音都會讓他感到更加不適。Larry的體能在一滴一點地流失，已經無法回答我們的問話了。

Larry不想放棄，我與Joyce則意見相左，她認為安全是出遊的首要考量，Larry此刻應該下山，而我則是認為旁人不應該左右他個人的決定，畢竟從臺灣到坦尚尼亞不算短，攻上非洲第一高峰應該是許多人的夢想。最後，Larry在自知無法再攀爬的情況之下，由一位嚮導攙扶著他緊急下山到山屋休息，此時距離我們離開山屋不到五十分鐘，也才走了不到兩百公尺的距離。

從臺灣飛來肯亞、從坦尚尼亞進入吉力馬札羅山，這一趟路我們三人無時無刻都在一起，在最後攻頂的前一刻失去一位夥伴，淚水無法控制地沾溼了我們的眼眶。我憶起那一段話：「你有履行行為之職責，卻沒有享有成果的權利。」我們只能決定行動，卻不能決定行為後的結果。登山是如此，人生亦是如此。在寒冷黯淡的夜空下，我和Joyce繼續向山頂邁進。陡峭的山路使得攀爬的腳步不斷向下滑，我雙手緊握登山杖，跟著前面Joyce的步伐。隨著高度攀升，空氣愈來愈稀薄，眼睛漸漸抵擋不了襲捲而來的濃濃睡意，疲憊感幾度讓我升起想躺在路邊好好大睡一場的衝動，嚮導在前方不斷地叫喚我的名字，提醒我不能入睡；直到意識陷入半夢遊狀態，因而滑了一跤，我才清醒了過來，並強逼自己必須保持清醒，我以Ujjayi呼吸法④配合腳步節奏，心中不斷地持誦瑤池金母聖號，完全進入到瑜伽冥想調息法中，我在心上暗暗發誓：我必定會走上頂峰，沒有藉口。

瑜伽是學會控制呼吸、轉化意識產生身體的轉變

深深將所吸之氣吐出，再把吐息吸入，瑜伽行者調和二息，可從心臟釋放能量，行自我控制。

——《薄伽梵歌》先知上主奎師那

約莫四點多，走到石子路徑終點，迎來的是一顆顆上百噸的岩石，攀爬無數個岩石

後，我們終於抵達至稜頂第一個高點處，許多外國人在此處歡呼、唱歌，等待著射進廣大非洲的第一道曙光。

我們沒有休息，繼續向前邁進，距離最高點雖僅剩三百公尺，但在山頂零下十度的低溫中，原本在平地只需走上十分鐘的路程，卻足足花了我們近兩小時才走完——每一步都是將身體極限向外扯開一步。幾位高山症發作、臉色刷白無力睜眼的登山客，被嚮導、隊員架著送下山，我以尚存的一絲氣力向他們送上功德與祝福，希望他們能平安下山——畢竟下山路仍有五小時之久。

終於，迷迷糊糊間，吉力馬札羅山最高點的標誌映入眼簾，在稀薄的山頂不停歇的攀爬七、八小時，體力早已幾乎耗盡，背包內的水也已凍結無法飲用，好幾度我都是咬著牙半跪半爬著前行的。雪地印著我的倒影，踩在碎冰上的聲響提醒我快接近頂峰。

爬上頂峰，看著牌子上寫著「Mount kilimanjaro congratulations you are now at peak tanzania 5895」。我奮力拿出Joyce商借來的「I come from Taiwan」木牌，手拿著充滿臺灣味的臺灣啤酒，在非洲吉力馬札羅山烏希魯頂峰（Uhuru）木牌上留下紀念照。

「Uhuru」是自由的意思，象徵著坦尚尼亞的獨立，站在頂峰回望來時路，我完全領受自由帶給我內在的靈性釋放。站在頂峰望著太陽，我合掌將一路上消除業障的喜悅化成功德，迴向給Joyce、Larry及一路上照顧我們的嚮導，感謝他們的一路相伴，我才能站在世界第七高峰。

瑜伽八支功法的第四項為調息法，調息不單是呼吸上的控制，若深入談論，尚包含中國人所熟知的炁，也就是生命之氣。藉由控制呼吸使炁活躍，方能喚醒生命之氣的鍛鍊法，才是調息法真正的意思。生命之氣的提升有助於氣血循環、提高免疫系統、平緩身心壓力及消除體內廢棄物質，站在瑜伽靈性角度，生命活絡有助於調整體內臟腑運轉平衡。

瑜伽觀點認為，想如實地控制念頭及行為，就必須先學會呼吸，這三者緊密且具連動關係。當負面情緒（憤怒、無奈、自我批評）佔滿整個意識時，呼吸必定是急促且粗糙，平時習慣練習觀察呼吸的瑜伽行者，較能覺察到情緒波動，並很快的轉念，避免不好的行為發生。

大多數人離開母親的子宮後，就逐漸忽略了呼吸的重要性，常常在成年後迷失在負面情緒與思緒當中，此時只要專注修練呼吸法，便能有效地在平靜中找到人生新的方向。在許多宗教或心靈修練法中，我們都可以看到呼吸與修行連結的蹤跡，因此呼吸的重要性一直被相關領域的人所重視。一顆沒有經過鍛鍊的心，思緒與情緒極容易受到外界干擾而不穩定，而瑜伽精神相信，當一個人在人生重要時刻藉由控制呼吸來平衡情緒，他當下所說的話將更具力量，同時還能將潛能發揮到極致。

練習瑜伽時，第一步就是觀察體位法與呼吸之間的平衡，不論操練何種體位法，你都必須在平緩呼吸下進行，兩者之間的頻率依人而定，沒有標準答案——不論你的瑜伽老師是否有提醒，你都要試著找出身體與呼吸在體位法之間的節奏感。每一種體位法可以適時加入不同呼吸的節奏，隨著練習的時間愈長，體內的生命之氣會更加旺盛。

第二步，則是專注在吐氣。沒錯，一名瑜伽士真正要留心的是呼氣的長度，而不是吸進去多少空氣。保留生命之能在體內的祕訣，來自平緩深層的吐氣，而不是想盡辦法吸氣。近年來的醫學研究發現，吐氣能有效放鬆肌肉及紓緩壓力，尤其當一個人身心面臨極大危急時，吐氣的神祕力量能夠化解壓力與避免日後心理創傷。因此，在日常生活中忙碌時，不妨養成隨時深吐氣息的習慣，這對身心健康會起很大的助力。

我在攻頂吉力馬札羅山時所使用的Ujjayi呼吸法，重點就是運用吐氣提高身體熱能，消除體內的穢氣與提升代謝率，逐一放鬆身體肌肉與臟腑所承接的外界壓力。下次在上瑜伽課時，不妨試著放慢呼氣，你會發現自己下課後帶著一副輕盈的身心，微笑離開教室。

❶又稱為中有、中有身，指生命結束後到下一世的中間狀態，這項說法普遍流傳於北傳與藏傳佛教，南傳佛教並不接受這項觀念。

❷引用自《西藏睡夢瑜伽》，橡實文化出版。

❸月光想是導引月亮陰性的光能量進入身體，在專注力引領之下放鬆身體達到內心的寧靜。

❹瑜伽基本呼吸法之一，能配合體位法與冥想進行，對身心具有強大排毒功效。Ujjayi呼吸法的力量來自於丹田和臍輪，在體法中加入Ujjayi呼吸法，可以暖和並提高體內溫度，讓血液循環更佳順暢流動。

後記　找到屬於你的修行路徑

寫完《靈修訓體與瑜伽的精采對話》的同時，距離我考上瑜伽師資證已正式邁入第十年，回首這條瑜伽路，我走的路與其他瑜伽老師不太一樣。我是以靈修為主要實修，再將靈修觸角延伸到其他神祕學、宗教領域，沒有特定跟隨某一派別、某位老師學習，我將靈修實修經驗中所獲得的知識與領悟，融入到幾千年歷史的古印度瑜伽體系，所領受的瑜伽心得多少也與別人不一樣。

瑜伽在臺灣已經不是什麼新鮮的活動，事實上，因為全世界都風靡瑜伽，這股熱潮不只讓瑜伽知名度大增，也讓它有些失去原本的樣貌。追逐名師開的課程、對相關周邊產品有品牌迷思、把瑜伽視為賺錢工具、各種名目的師資班四處林立、每個學瑜伽的人都擔心自己比別人少一張證書……

這樣的現象不是只在臺灣，對岸的狀況也相去不遠，差別在於大陸的瑜伽師資證書走向薄利多銷的經營策略，不需要太貴的學費，就能一口氣學完二至三十套體位法、基礎養生學、十二條經絡學、基本健康概念，只要能夠完成單位所教導的體位法，就可以順利拿到瑜伽師資證書。

那麼，在瑜伽發源地——印度，就比較不一樣嗎？有許多具有舞蹈底子、健身概念、體適能較佳或天生身形較柔軟的歐美人士，飛往印度找任何一間由印度血統老師所開設的課程，上了一期不到半年的瑜伽課程，結業後帶著一張證書飛回自己的國家，將教室佈置得充滿印度風或南洋風，就能吸引不少人來學瑜伽了。

西元二〇一一年，一部八十四分鐘的紀錄片——《庫馬里：一個假先知的真實故事（Kumare: The True Story of a False Prophet）》在美國的 South by Southwest 電影節上獲得了「最受觀眾歡迎紀錄片獎」。這部片子記錄了一個歐美人士追求印度瑜伽進而走向解脫苦的故事。

這部影片的主角是個出生美國紐澤西州的印度裔美國人——維克蘭・甘地（Vikram Gandhi），維克蘭發現近年來全美吹起了一股印度瑜伽的風潮，許多印度人到美國後自稱大師——古儒（Guru，上師、老師），就能吸引到一大票信徒，然而，某次他回到母國印度後發現，印度本土的古儒也沒有「真」到哪裡去！

維克蘭與電視臺合作拍攝紀錄片，他找了一位瑜伽老師教導他瑜伽，並聘請一位公關人員替他包裝，進行「假古儒行騙計劃」。實驗進行了許久後，成功吸引了十多位死忠的粉絲追隨，這些男男女女的追隨者都有一個共同特質：他們曾經或正在面對生活的重大壓力。維克蘭在節目的最後向大眾坦言這是一場騙局，有人憤而離開，有人向前擁抱他：「你給我們上了真正的一課。」

維克蘭以自己的實驗提醒大家，像他這樣一位超級普通人，完全沒有實修，竟然光靠行銷包裝，就能夠獲得無數信徒的擁戴！他想要透過影片傳達一個重要的訊息，那就是「鏡子哲學」——「你唯一需要的上師，就在你自己的身體裡（The only guru you need is inside yourself）」。佛陀曾經這樣說：「我們不應該崇拜個人，應該崇拜此人所教導的智慧。」也就是所謂的「依法不依人」——早在兩千五百年以前，睿智的佛陀就已經點出了我們人性上的盲點。

我走靈修，也出版了幾本暢銷靈修著作、塔羅牌書，不免也會吸引到磁場相應的學員、個案與讀者，但近十年下來，我都刻意與所有的人保持某種距離，因為對這些議題有興趣的人，大多正在面對人生的低潮期，我這麼做的用意，就是避免他們對我產生過度的移情作用。

當你決定進入瑜伽、找回原本的健康與喜悅時，不妨先把心靜下來，想想自己真正的初衷為何、抱持著何種態度？

內心攜帶何種態度進入瑜伽，必能取得相對等的能量。我的意思是——不要只看到本書中瑜伽在我身上發生過如此多美好、奇幻、不可思議的事蹟，就貿然投入瑜伽或來報名我的課，瑜伽修練與靈修法廣闊無垠，沒有任何一個人能將它悟盡，此書僅是我個人的生命歷程與身體經驗，不能代表瑜伽的全貌。我是一名瑜伽教導者、靈修修行者，但也必須坦承，前方仍有一大片尚未看透的世界待我去學習與精進。

對瑜伽與靈修有興趣的人，可以參閱文章中我引用到的書籍，認識幾位在修練瑜伽體位法、瑜伽哲理等方面有深入研究的老師，例如拉瑪納尊者、斯瓦米韋達、薩古魯、尤迦南達……在此真心感謝這麼多引進國外好書的出版社，更加滋養了大家的靈性涵養，願每位讀者在讀完本書，皆能夠找到充足你內心的糧食，找到屬於自己的一條修行路徑。

16

最猛職人

16

最猛職人